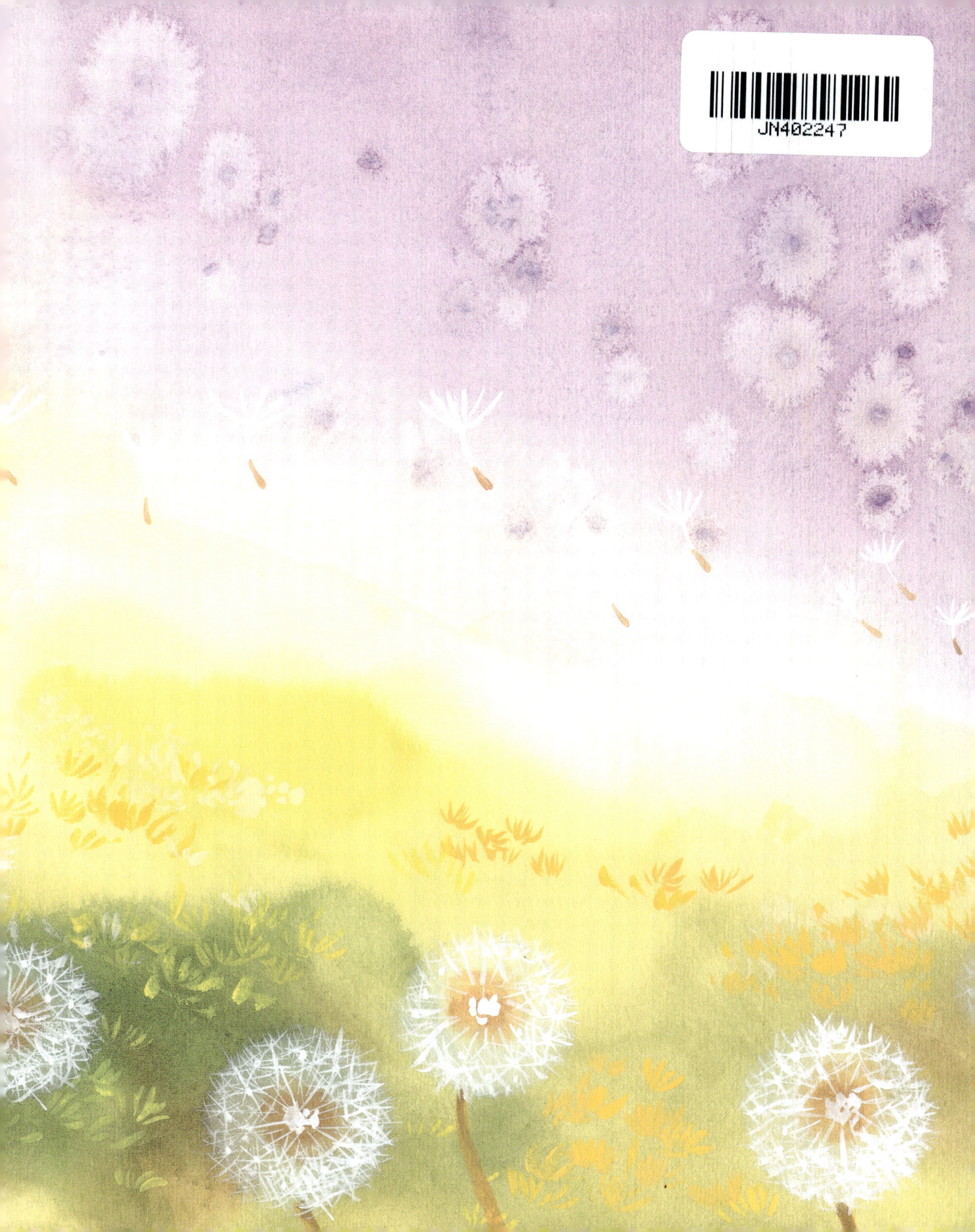

사랑하는 딸 수이, 나의 남편,
하늘나라에서 언제나 나를 지켜보는 우리 엄마,
그리고 소중한 생명을 품은 세상 모든 엄마들에게
이 책을 바칩니다.

뱃속아기와 나누고 싶은 **그림책 태담**
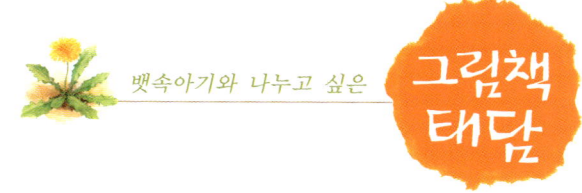

글 **김주희**

동덕여자대학교에서 아동학을 공부하고, 이화여자대학교 대학원에서 유아교육 석사를 마쳤습니다.
저서로는 『아이에게 상처를 주는 101가지 말과 행동』 외 다수가 있으며
현재는 대학에서 박사공부를 하며 동화작가로 일하고 있습니다.

뱃속에 아기를 품고 있었던 열 달 동안 참 행복했습니다.
그 행복한 기억으로 임신부들이 보는 이야기를 꼭 쓰고 싶었습니다.
지금은 다섯 살배기 딸과 함께 글도 쓰고, 공부도 하고 그렇게 살고 있습니다.
딸에게 좋은 엄마보다는 멋진 인간으로 사는 모습을 보여주고 싶은 것이 지금의 소망입니다.

그림 **김미선**

세종대학교 회화과를 졸업하였습니다. 그린 책으로는 『다람쥐의 창고』 『돼지 저금통』 등이 있습니다.

자연과 어우러져 지냈던 평범한 어린 시절이 나의 내면에 새로운 느낌표와 감탄사를 새겨주었습니다.
그 감성에 더해 사랑과 꿈이 고루고루 스며있는 따뜻한 그림을 그리고 싶습니다.
새 생명의 탄생을 기다리는 언니의 모습을 옆에서 지켜보며 느꼈던
설레는 엄마의 마음과 사랑을 이 책에 담았습니다.

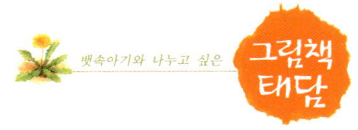

글 | 김주희   그림 | 김미선
기획·편집 | 김주연·김남중·박보영·유덕전   디자인 | 이미정   표지 및 본문디자인 | 강이경
마케팅 | 이영남·김영석·한경임   관리 | 김영희

펴낸이 | 곽미순   펴낸곳 | 한울림   등록 | 제14-34호   주소 | 서울시 영등포구 당산동6가 374번지 삼성Ⓐ 상가
전화 | (02)2635-8110(편집)   2635-1400(마케팅)   팩스 | (02)2635-1415   홈페이지 | www.inbumo.com

2007년 3월 12일 1판 1쇄 펴냄
ISBN 978-89-5827-039-3 13590

이 책에 실린 글과 그림을 무단으로 복사, 복제, 배포하는 것은 저작권자의 권리를 침해하는 것입니다.
Copyright ⓒ 김주희·김미선, 2007

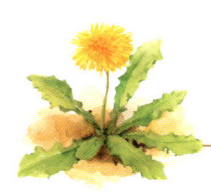 뱃속아기와 나누고 싶은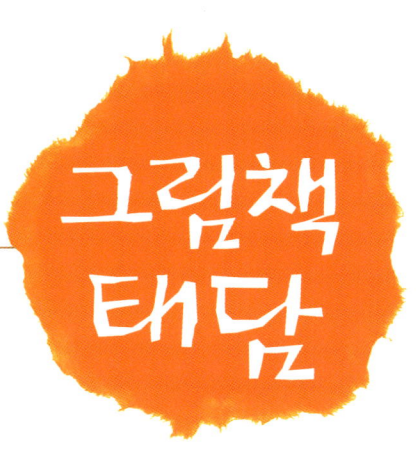

그림책 태담

김주희 글 | 김미선 그림

한울림

뱃속아기에게 들려주고 싶은 **그림책 이야기**

아가, 아가, 아가…….
아침에 눈 뜨면 맨 처음 네 생각이 나.
잠시 짬이 날 때마다, 아니 짬이 나지 않을 때도 네 생각을 해.
엄마가 처음 사랑에 빠졌을 때 꼭 이랬지.
눈 뜨면서부터 온종일 그 사람만 생각했어.
그 사람만 생각하면 가슴이 두근두근, 심장이 콩콩,
얼굴이 화끈화끈 했었지.
지금 널 생각하면 꼭 그래. 두근두근, 콩콩, 화끈화끈!
아, 얼마나 벅찬 일이니!
내 몸속에 또 다른 생명을 품고 있다는 것이,
온종일 그 존재감을 느낄 수 있다는 것이 말이야.
이 벅찬 마음으로 엄마는 너와 많은 것을 함께하고 싶어.
뭐가 좋을까? 아주 많은 날들을 곰곰이 생각했지.
친구들에게 물어보고, 먼저 엄마가 된 엄마들한테도 물어봤지.
누구는 음악을 들으라고 하고, 누구는 그림을 보라고 했지.
하지만 어떤 대답도 '이거다!' 싶지 않았어.

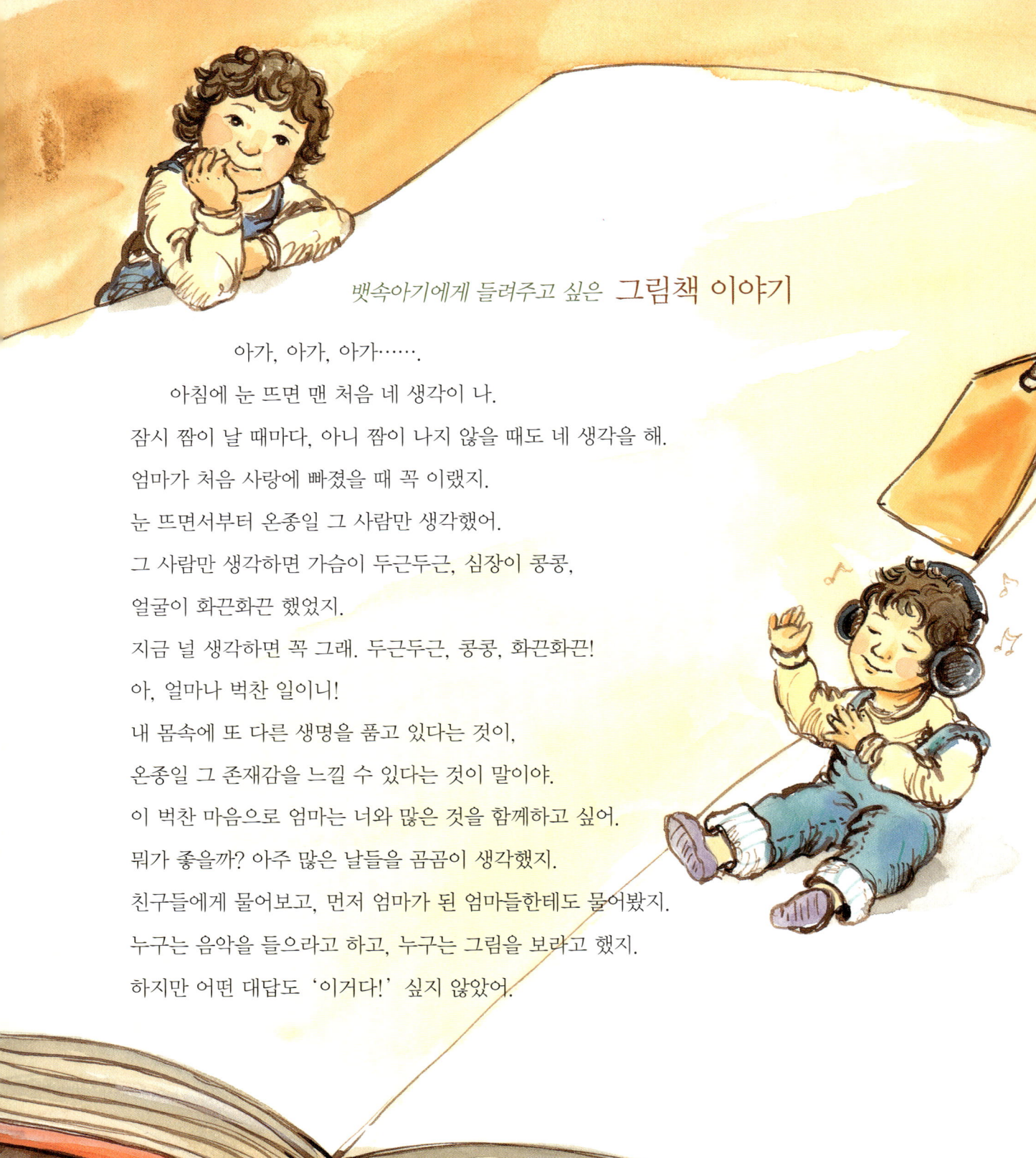

왜냐고? 다 엄마가 별로 좋아하는 일이 아니었거든.
그래, 맞아 그거야!
엄마가 좋아하는 것, 엄마를 행복하게 만드는 일을 하는 것,
그게 답이었어.
그래서 엄마가 찾은 게 뭐냐 하면…….
바로, 바로, 바로, 그림책!
엄마는 너와 함께 그림책을 보기로 했어.
그림책 속에는 엄마가 좋아하는 게 다 있거든.
재미있는 이야기가 있고, 이야기가 있는 그림도 있고,
아이들이 있고, 곱씹을수록 참맛이 느껴지는 진실이 있고……
아가야, 너에게 들려주는 그림책 속 이야기들이 바로
엄마가 너에게 들려주고픈 이 세상 이야기들이야.
햇살이 잘 드는 창가, 포근한 의자 위에 앉아
무릎 위에 그림책을 올려놓고,
그림책을 읽는 이 순간!
오직 너의 존재감으로 충만한 이 순간!
엄마는 정말 행복하다!

김주희 | 글쓴이

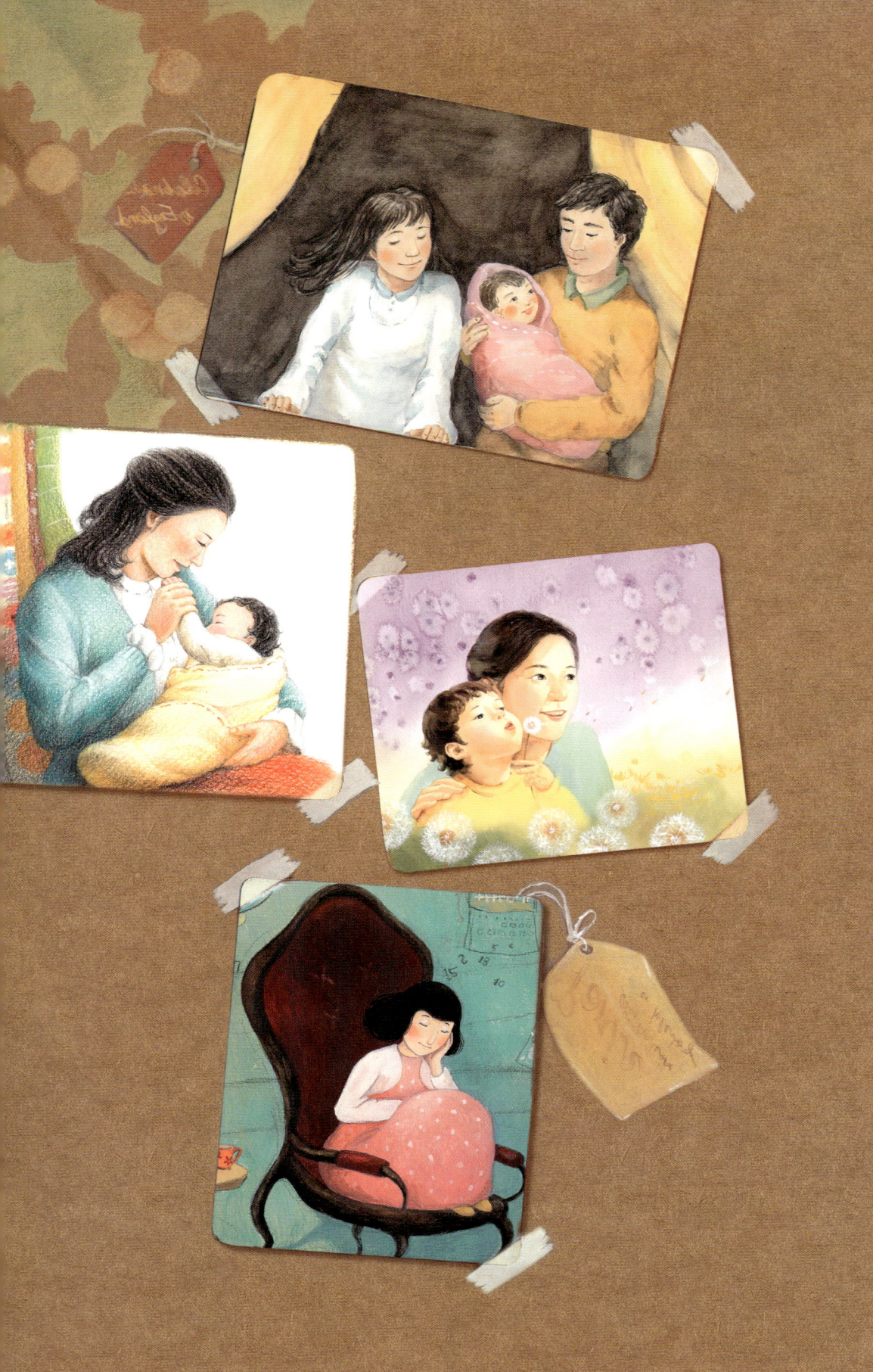

글 싣는 순서

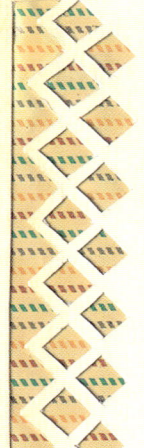

뱃속아기에게 들려주고 싶은 그림책 이야기

드디어 엄마가 되다　08
우리 엄마 보셨나요?　16
오래도록 살고 싶은 집　24
아주 특별한 관계　32
영원히, 항상!　36
아빠의 사랑　42
짧지만 달콤한 행복!　48
소녀의 꿈　54
아기와 떠나는 상상여행　60
착한 목숨　68

태교에 좋은 그림책 10

드디어 엄마가 되다

엄마의 심장이 콩콩 소리를 내며 뜁니다.
컴퓨터 화면에 보이는 작은 점이 엄마의 아기라고 합니다.
'조기 작은 것이 정말 아기일까?'
작은 점이 반짝이며 소리를 냅니다.
"콩, 콩, 콩."
아기가 벌써 엄마 마음을 알아챘나 봅니다.
'나, 여기 있어요!'
심장 뛰는 소리로 대답합니다.
'그렇구나! 드디어 엄마가, 엄마가 되었네!'
방금 엄마가 된 엄마는 자꾸만 배를 쓰다듬습니다.

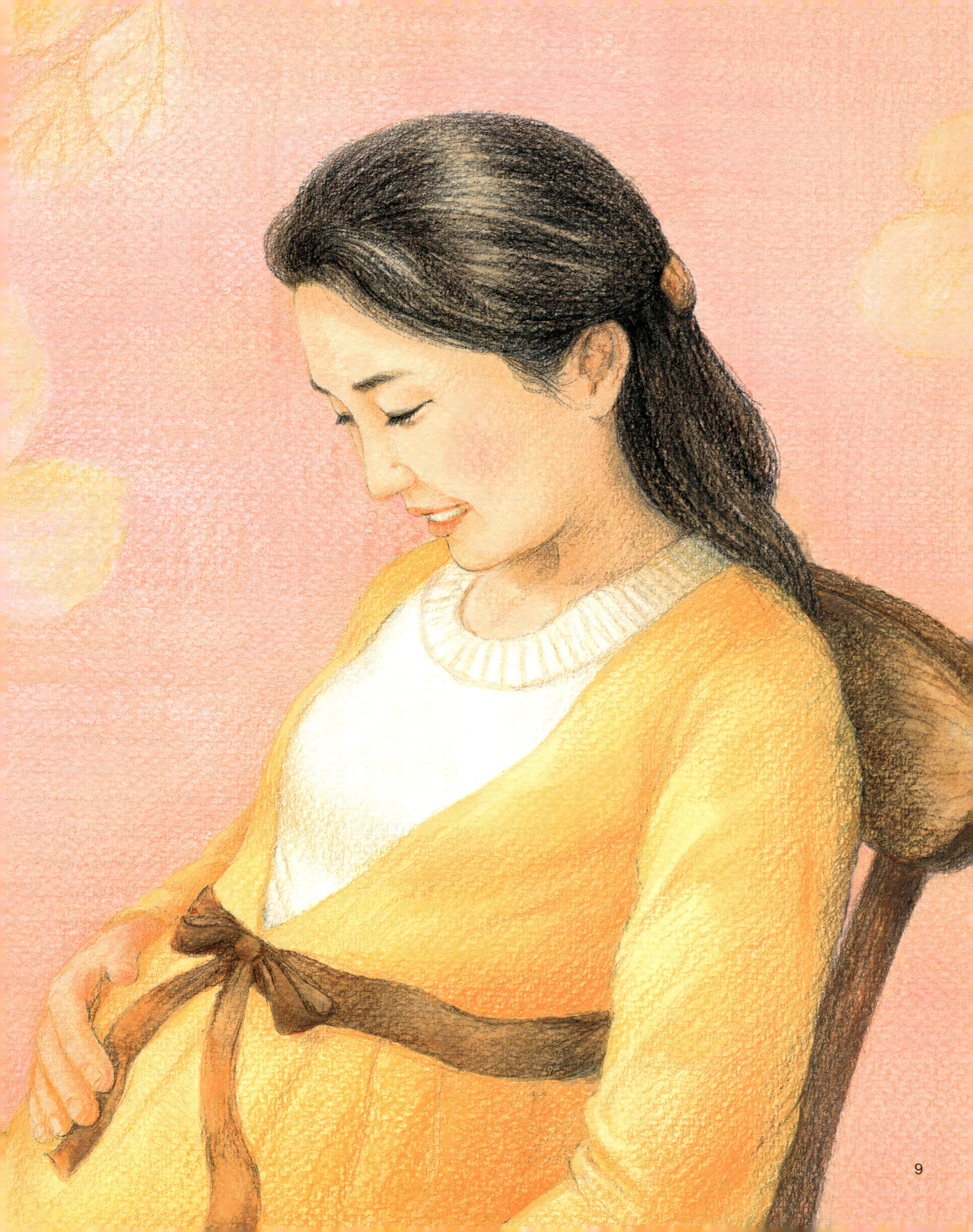

엄마의 눈에는 엄마와 아기들만 보입니다.
갓 태어난 아기를 보았습니다.
엄마의 가슴에 붙어 오물오물 젖꼭지를 빱니다.
엄마의 입에서는 흥얼흥얼 노래가 흘러나옵니다.

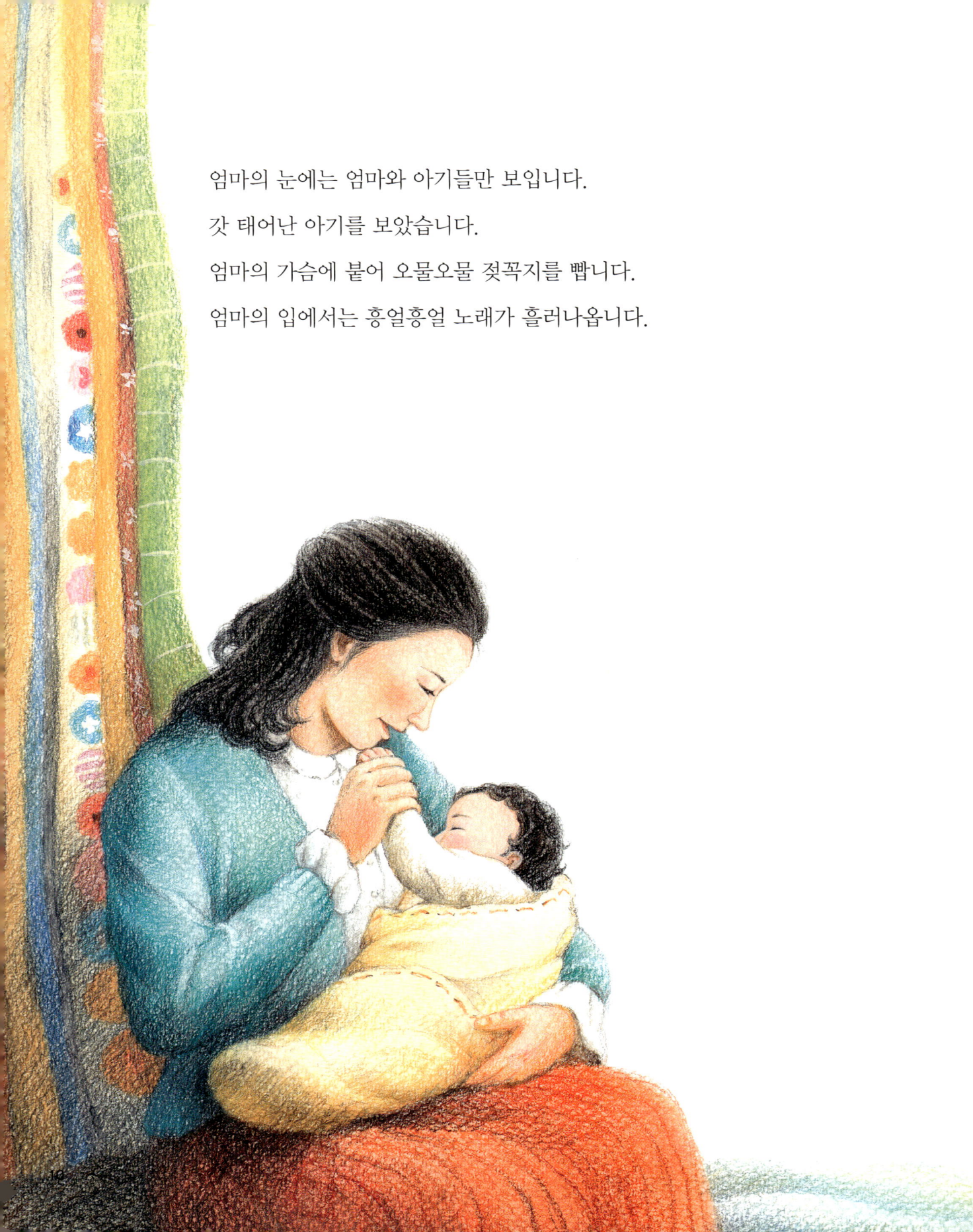

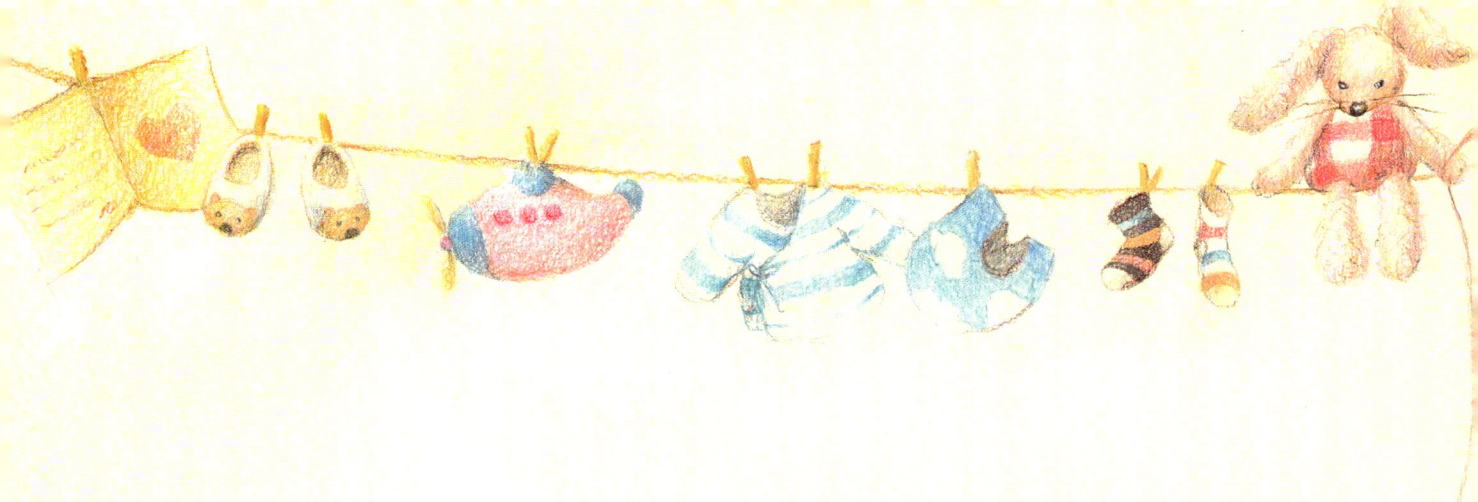

너를 사랑해 언제까지나

너를 사랑해 어떤 일이 닥쳐도

내가 살아 있는 한

너는 늘 나의 귀여운 아기

- 『언제까지나 너를 사랑해』 중에서

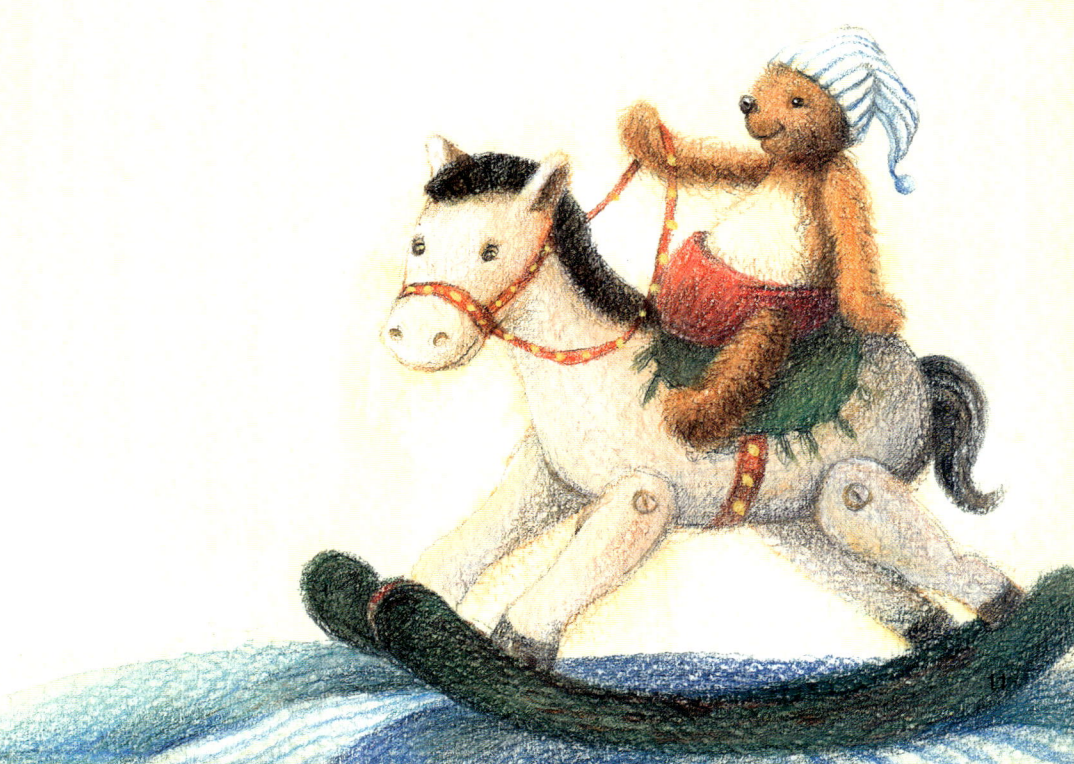

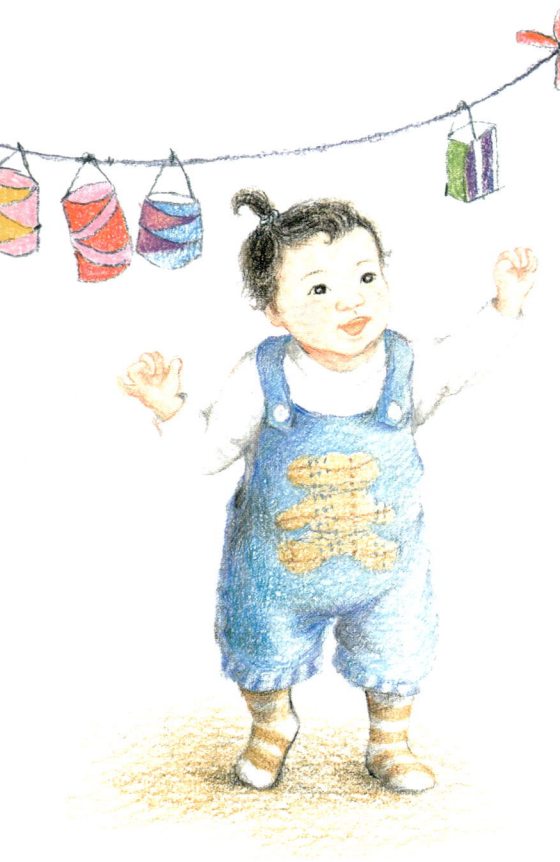

이제 막 걸음마를 배운 아기가 뒤뚱뒤뚱 걸어갑니다.
엄마는 아기 뒤를 종종종 쫓아갑니다.
아기가 쿵! 넘어집니다.
엄마는 얼른 아기를 안아줍니다.
아기는 눈물이 그렁그렁한 눈으로
엄마를 쳐다보며 방싯 웃습니다.

아기를 키우는 일이 쉽지 않다는 것은
엄마도 진작 들어서 알고 있습니다.
잠깐만 한눈을 팔아도 아이들은 일거리를 만들어냅니다.
넘어지고, 뒹굴고, 부서뜨리고, 아무거나 빨아댑니다.
놀란 엄마가 고함을 지르면
아이는 찔끔찔끔 눈물을 흘립니다.
그런 아이를 엄마는 힘껏 안아줄 수밖에 없습니다.

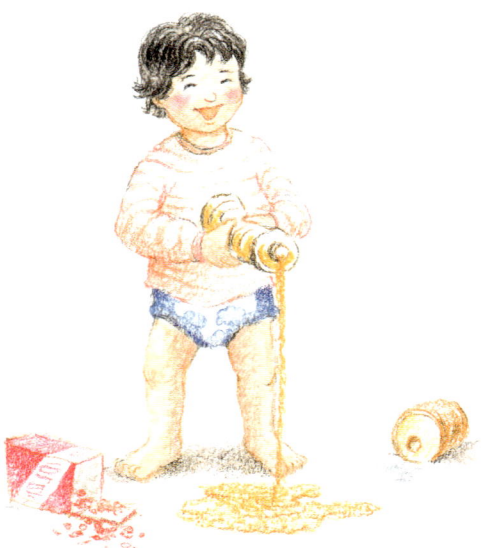

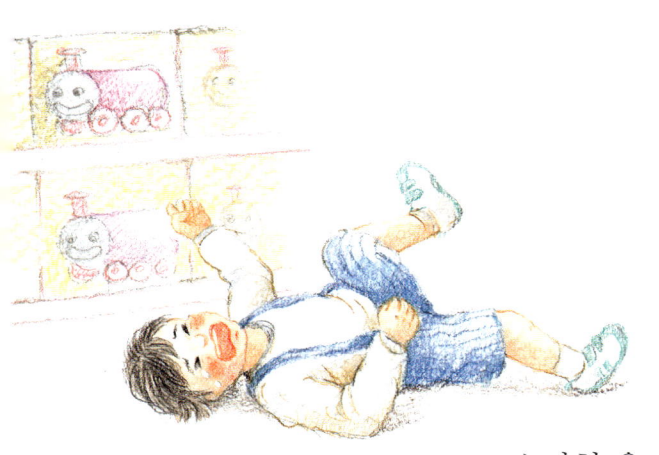

한 아이가 장난감 가게 앞에서 울고 있습니다.

소리쳐 울다, 아예 바닥에 드러누워 웁니다.

엄마는 잔뜩 화가 난 표정으로 저만치 앞서 걸어갑니다.

엄마의 뒷모습이 사라지자 아이는 벌떡 일어나 달려갑니다.

"엄마!" 목놓아 엄마를 부르면서요.

아이에게 엄마는 세상의 전부입니다.

엄마가 사라지면 세상이 무너질 것 같습니다.

엄마만 있으면 세상을 얻은 양 든든하기 짝이 없습니다.

어스름한 저녁, 한 초등학생이 걸어갑니다.

처진 어깨에 매달린 가방이 축 늘어져 있습니다.

엄마는 자식의 힘든 짐을 대신 짊어지고 싶습니다.

하지만 영원히 대신할 수 없다는 걸 엄마들은 압니다.

그래서 때로는 야단도 치고, 힘겨워 보이는 일도 시키고,

그걸 아픈 마음으로 지켜보아야 합니다.

아이가 잠든 밤이면 엄마는 그 옆에 앉아 잠든 아이를 내려다볼 것입니다.
아이의 고단한 뒤척임에 엄마의 마음은 덜컥 내려앉을 것입니다.
아이가 때로 달콤하게 웃으면 엄마의 마음에는 미소가 가득 번지겠지요.
엄마의 사랑은 언제까지나, 무슨 일이 닥쳐도 끝이 없을 것입니다.
이제 막 엄마가 된 엄마의 가슴속에도 그런 사랑이 자라기 시작합니다.

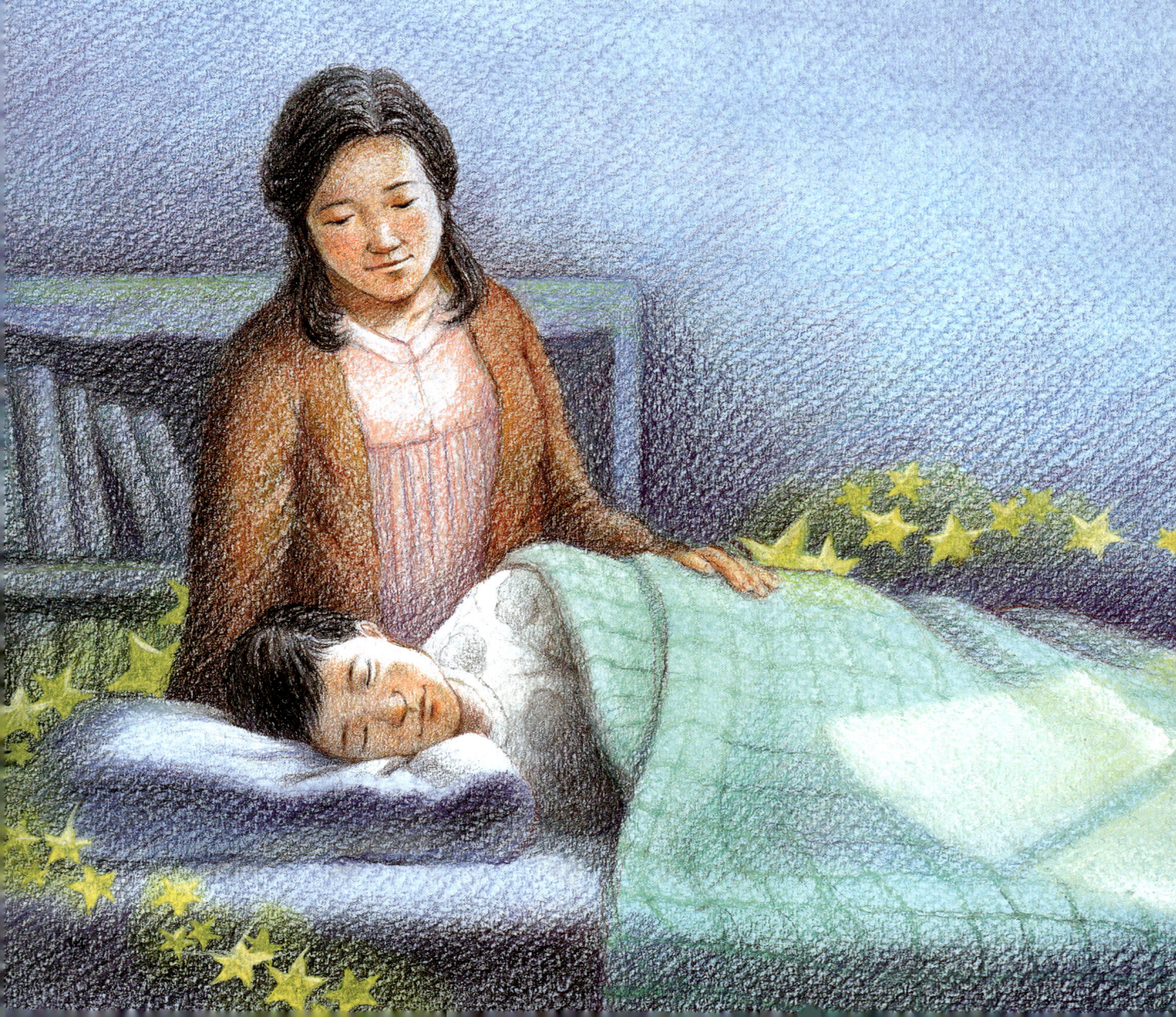

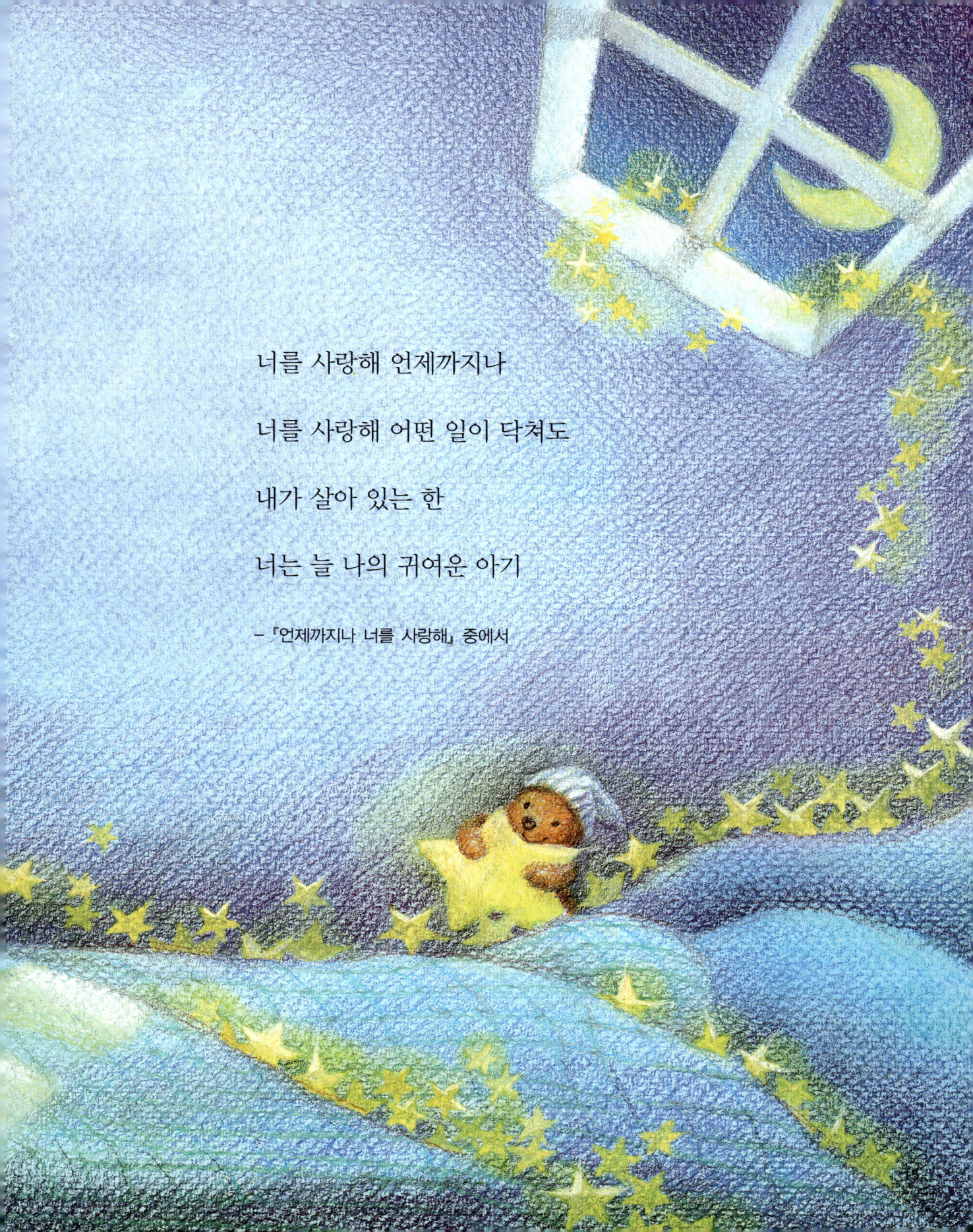

너를 사랑해 언제까지나

너를 사랑해 어떤 일이 닥쳐도

내가 살아 있는 한

너는 늘 나의 귀여운 아기

— 「언제까지나 너를 사랑해」 중에서

우리 엄마 보셨나요?

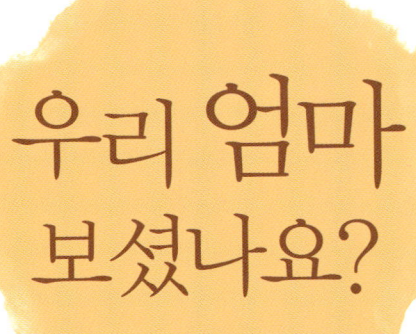

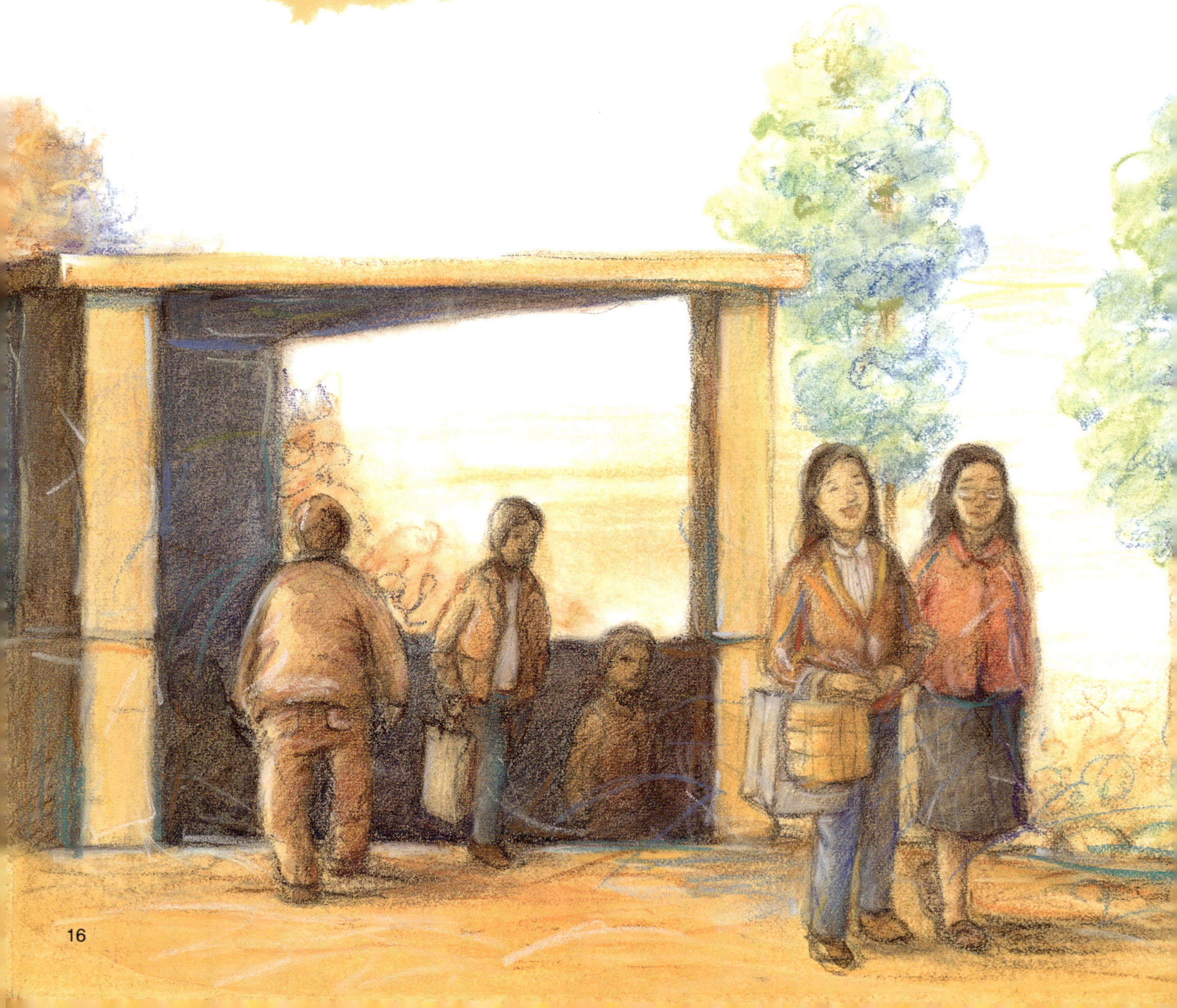

가슴이 설렙니다.

멀리 지방에 사시는 엄마가

이제 막 엄마가 된 장한 딸을 보러 오신다고 합니다.

보글보글 된장찌개를 끓이고,

지글지글 고등어 한 마리를 구워놓고 시계를 봅니다.

'어디쯤 오고 계실까?'

딸각딸각 슬리퍼 소리를 내며 마중을 나갑니다.

전철역 앞에 꼼짝 않고 서서 지나가는 사람들을 쳐다봅니다.

'엄마인가? 아니네……. 엄마인가? 아니네.'

이럴 줄 알았으면 터미널로 나갈 걸 그랬습니다.

엄마가 한사코 말리는 바람에 그냥 집에서

맛있는 저녁이나 준비하자 그랬는데…….

갑자기 가슴이 두방망이질 칩니다.

아주 예전의 기억이 떠올랐습니다.

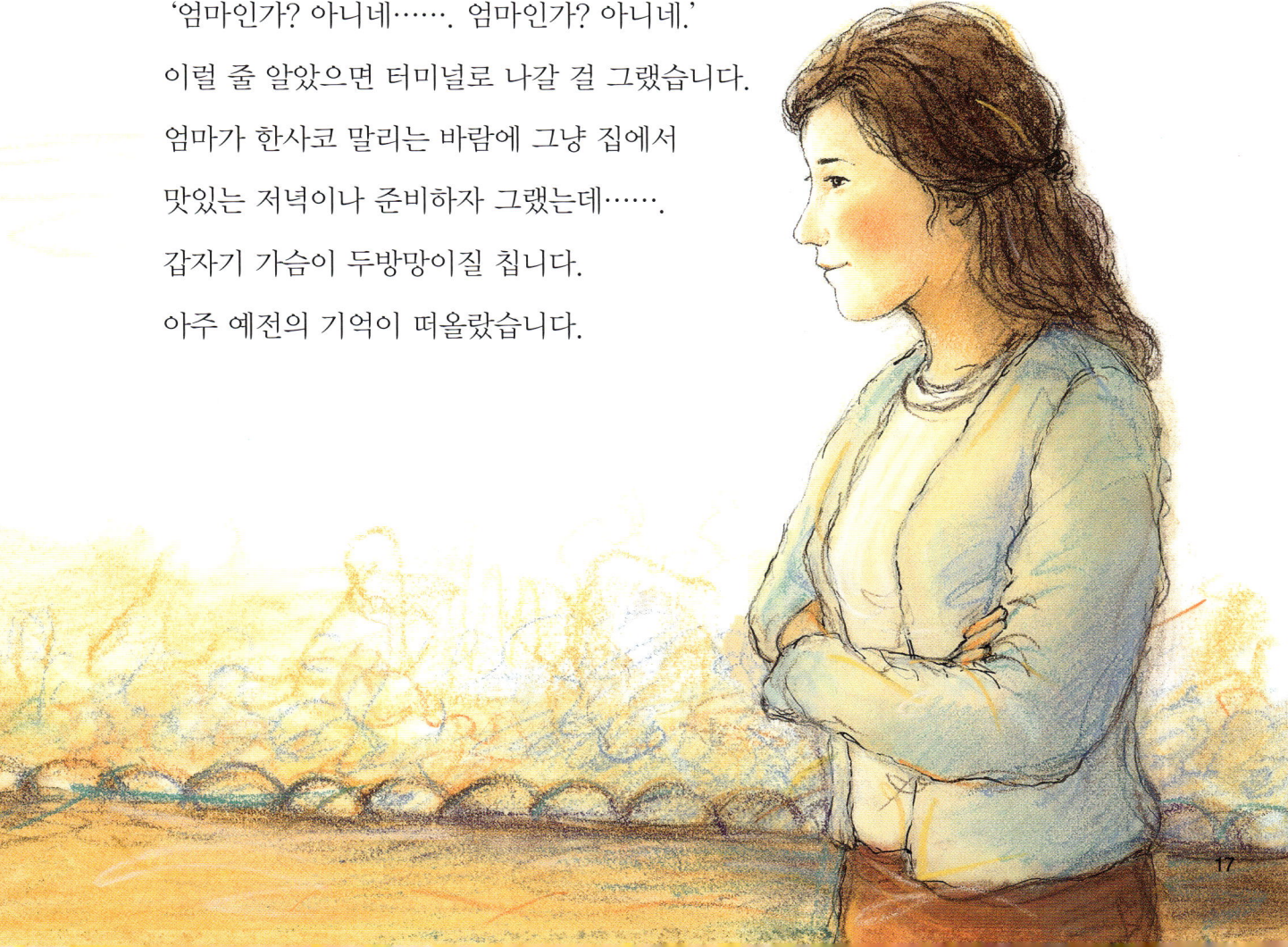

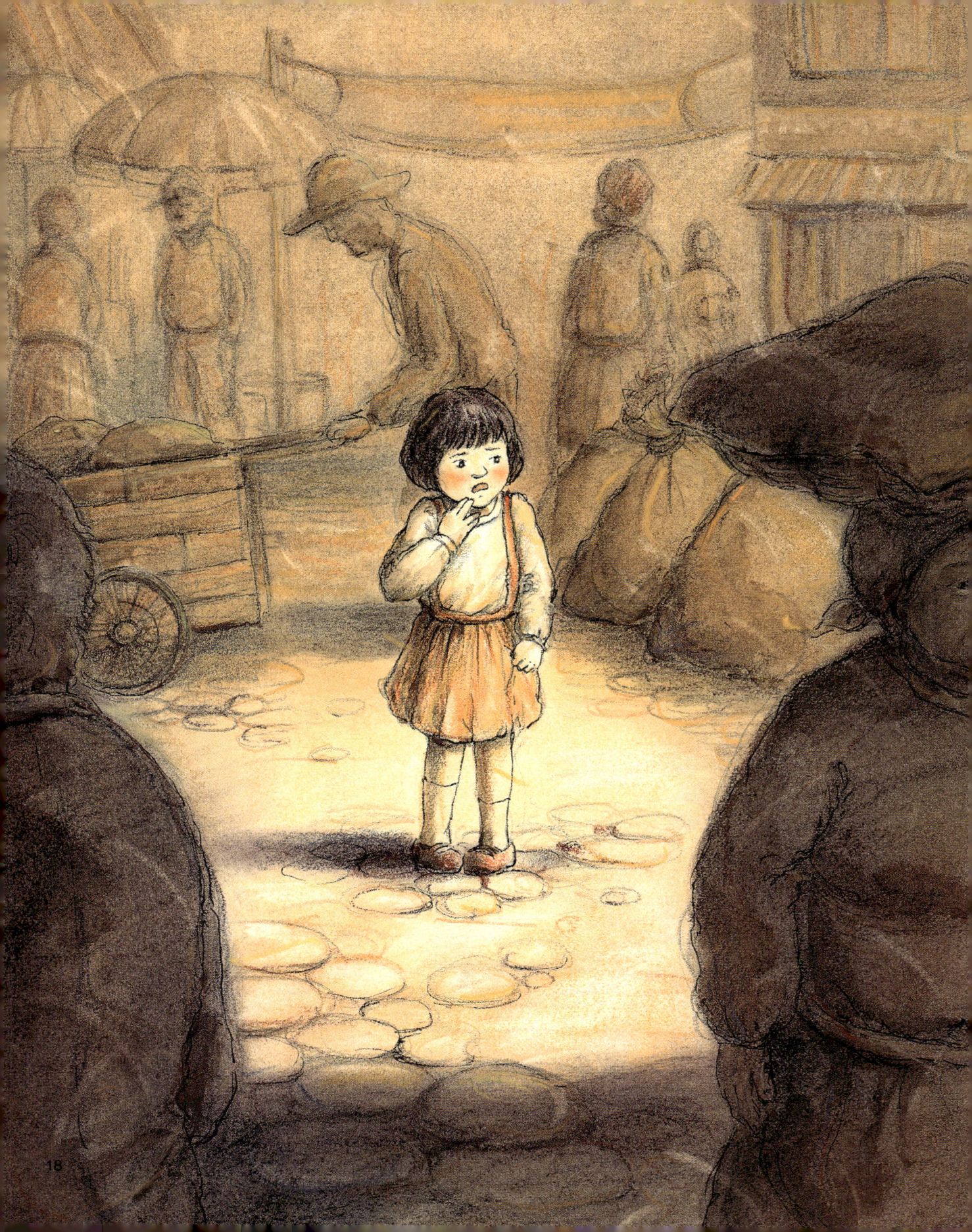

아직 어릴 때, 엄마와 시장에 갔을 때의 일입니다.
엄마의 치맛자락을 꼭 쥐고 한참을 다니다가 호떡을 보았습니다.
"엄마! 나 저거 먹고 싶어."
치맛자락을 당기며 엄마 얼굴을 쳐다보았는데,
우리 엄마가 아니었어요!
머릿속이 새하얘졌어요. 가슴이 쿵하고 땅바닥에 떨어지는 것 같았어요.
으앙, 목놓아 울었지요.
누군가 손을 끌며 엄마를 찾아주겠다고 했지만,
두 다리에 힘을 꽉 준 채 꼼짝도 하지 않았습니다.
한 발자국이라도 움직이면
엄마를 영영 못 찾을 것만 같았어요.
연신 눈물을 닦으며, 꺼억, 꺼억 가슴을
들썩이며 눈을 부릅떴습니다.
행여 엄마를 못 보고 놓칠까 봐서요.
그리 오랜 시간은 아니었다고 해요. 한 10분 정도.
그런데 그때는 정말
시간이 영영 멈춰 버린 것만 같았습니다.
"엄마, 엄마, 엄마……."
엄마 손을 꼭 잡고 집으로 돌아가는 내내
엄마를 몇 번이나 부르고,
얼마나 쳐다보고 했는지 모릅니다.

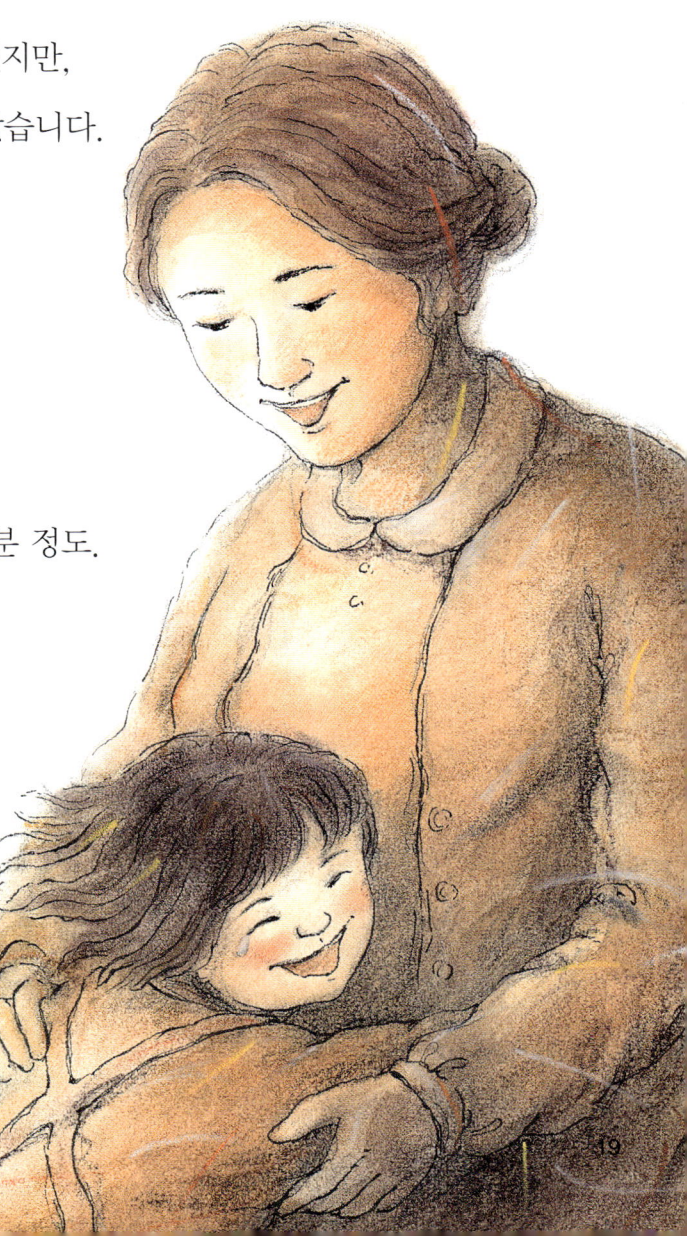

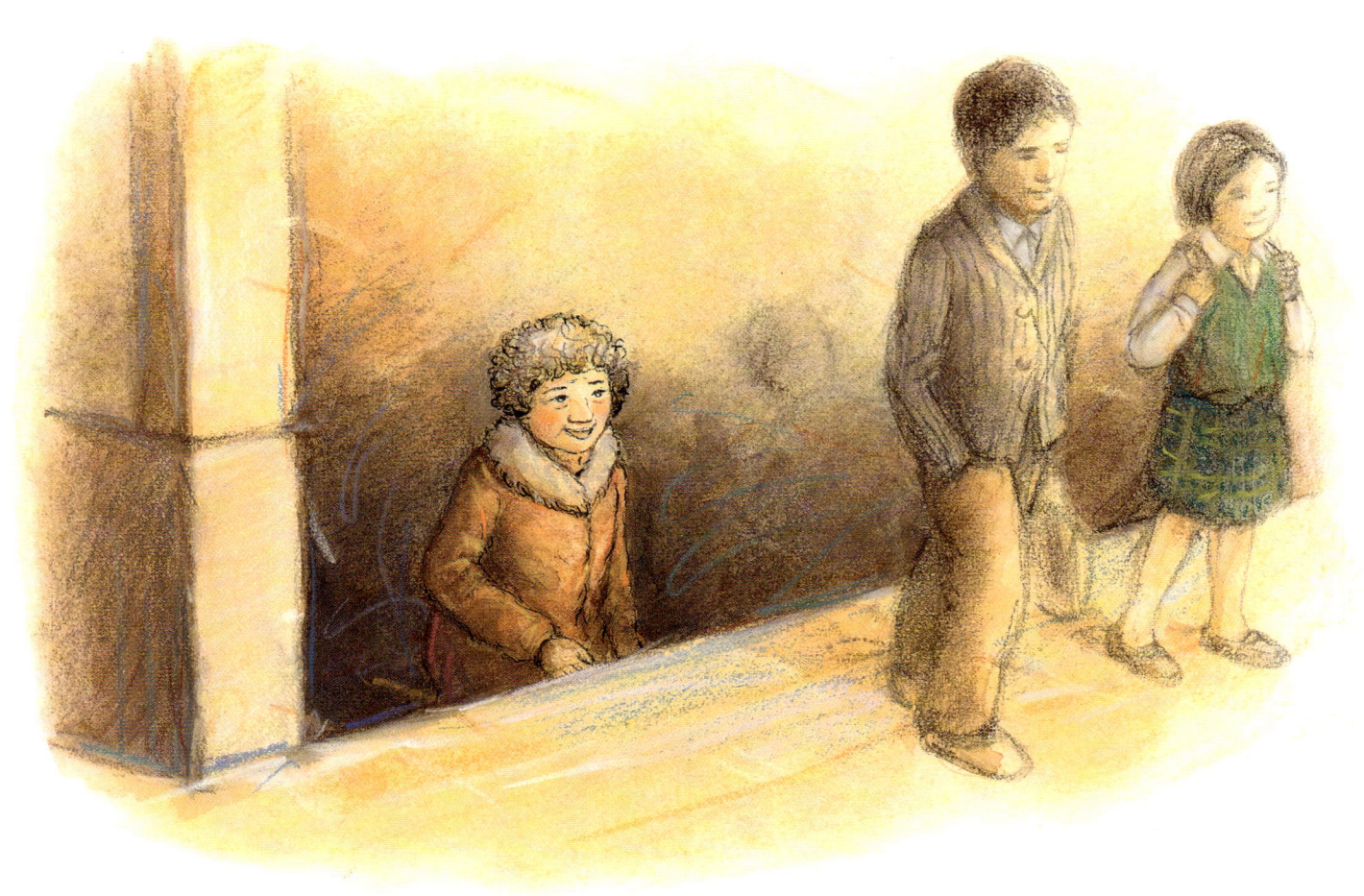

"엄마, 엄마, 엄마……."

언제 불러 보아도 그립고 따뜻하고 반가운 이름입니다.

이제 막 그 이름을 가질 채비를 하고 있습니다.

잘해낼 수 있을까?

솔직히 좀 걱정이 됩니다.

어렸을 때 본 엄마는 언제나 크고, 대단하고, 멋있고, 힘세고,

뭐든 척척 잘하는 사람이었습니다.

그런 엄마를 보면서 엄마처럼 되고 싶었습니다.

엄마는 아직 오지 않습니다. 전화를 걸어도 받지 않습니다.
지나가는 사람들을 붙잡고 물어보고 싶습니다.
"우리 엄마 못 보셨어요?"

저기, 커다란 가방을 들고,
계단을 올라오는 사람이 보입니다.
멀리서도 한눈에 척 알아볼 수 있는
우리 엄마입니다.
그때 그 시장에서도 그랬습니다.
멀리서 뛰어오는 엄마를 나는 한눈에
알아볼 수 있었습니다.
"엄마!"
그렇게 엄마를 부르는데 코끝이 찡해집니다.

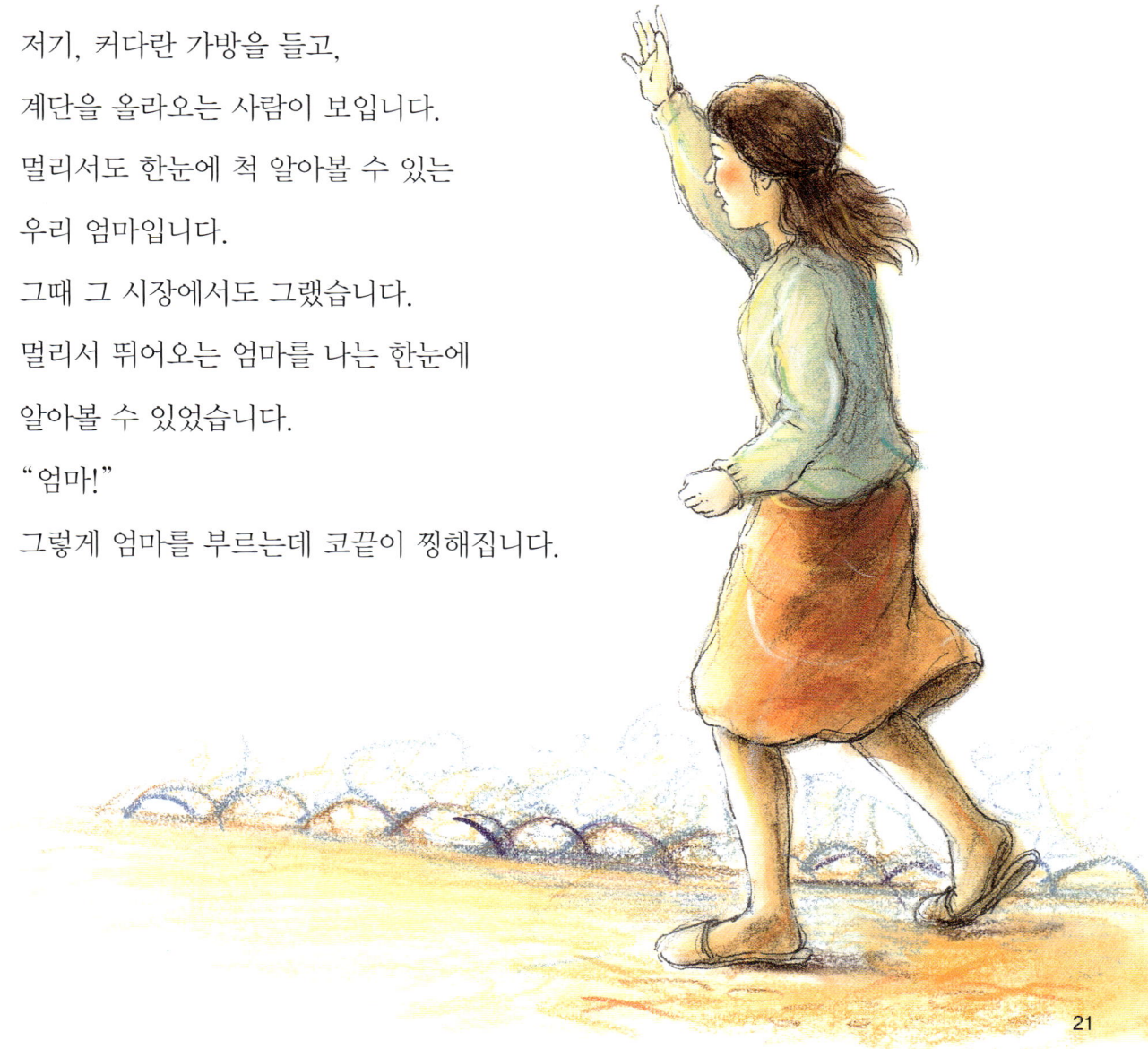

어렸을 때, 엄마는 세상의 전부였습니다.

엄마를 통해 세상을 보고 세상을 배웠습니다.

엄마는 어린 나에게 세상으로 나아가는 다리였습니다.

내 아이에게 튼튼하고 아름다운 다리가 되고 싶습니다.

오늘 밤엔 엄마와 나란히 누워 긴 이야기를 나눠야겠습니다.

내가 뱃속에 있을 때 엄마는 무슨 생각을 했는지,

나를 낳아 기르면서 엄마는 또 무슨 생각을 했는지 듣고 싶습니다.

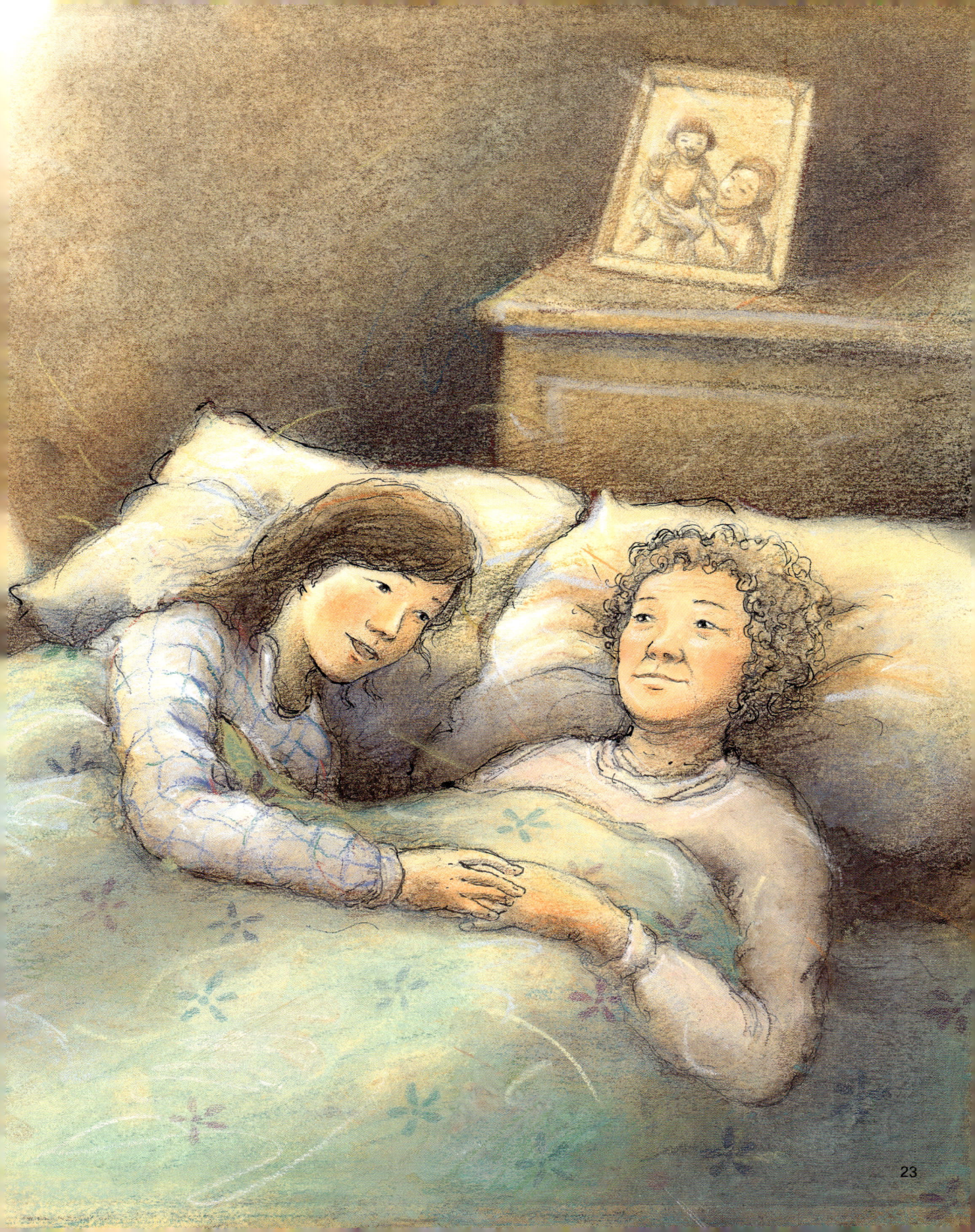

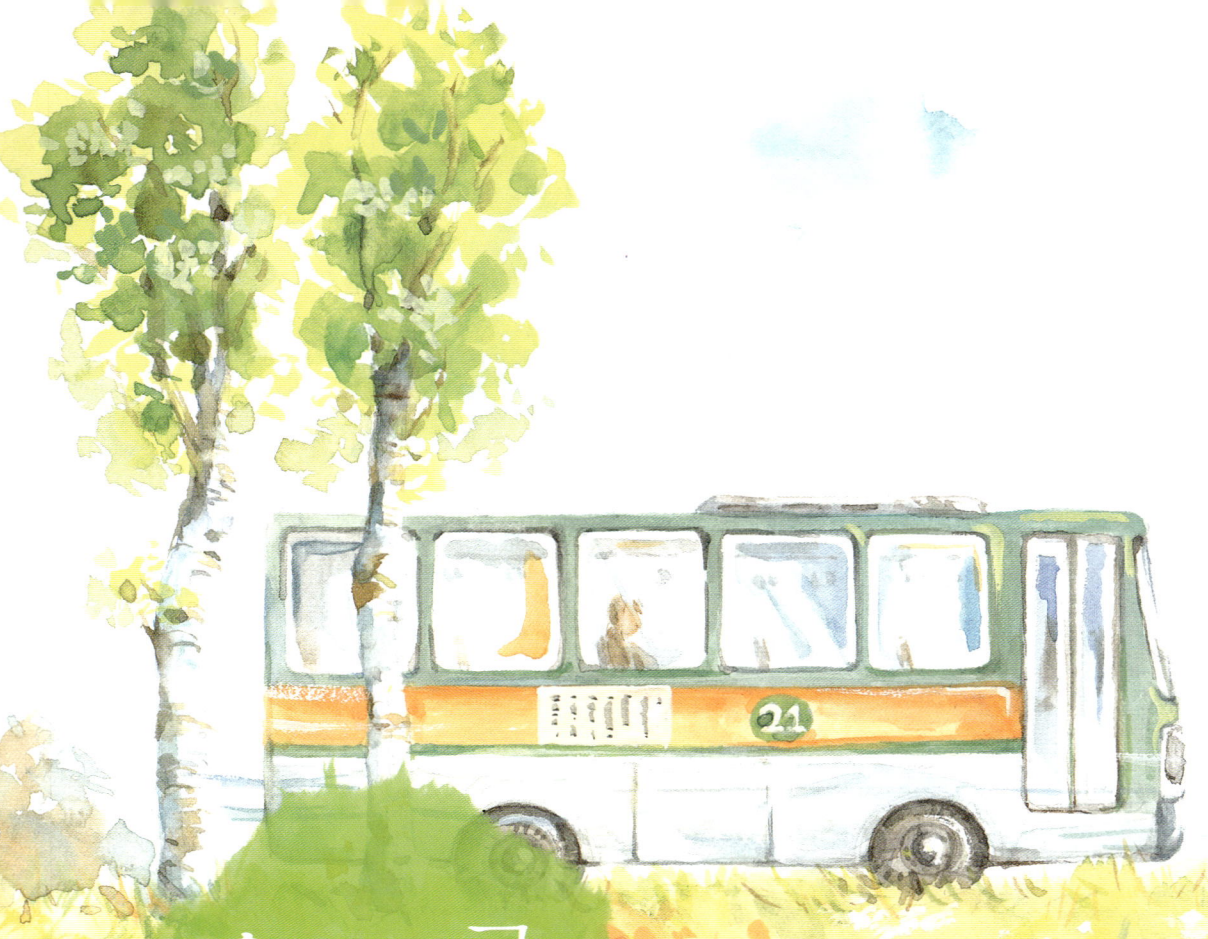

오래도록 살고 싶은 집

오늘은 아주 특별한 날입니다.
그 동안 벼르고 별러왔던 일을
드디어 실행에 옮기기로 한 날입니다.
아침 일찍 일어나 집안 정리를 말끔히 하고 집을 나섰습니다.
파란 하늘, 하얀 구름, 살랑거리는 바람,
뭔가 특별한 일을 하기엔 딱 좋은 날씨입니다.
집 앞 버스 정류장에서 버스를 기다립니다.
예전부터 마음속에 점찍어 둔 버스가 있습니다.

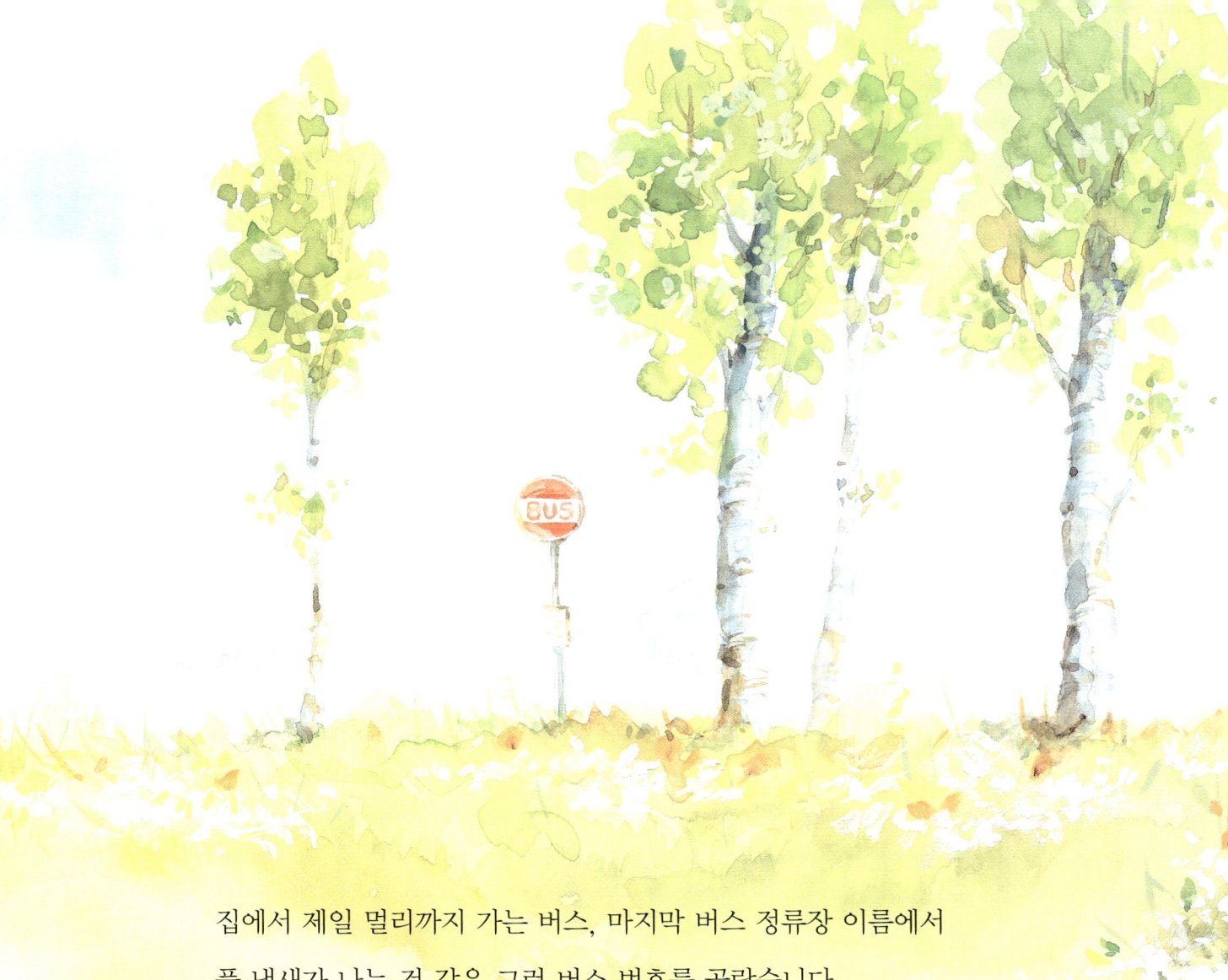

집에서 제일 멀리까지 가는 버스, 마지막 버스 정류장 이름에서
풀 냄새가 나는 것 같은 그런 버스 번호를 골랐습니다.
하나, 둘, 셋, 넷……. 기다리던 버스는 일곱 번째로 왔습니다.
아주 기분 좋은 출발입니다.
덜컹덜컹, 흔들흔들, 버스는 가다 서다를 반복하면서 계속 달렸습니다.
사람들이 빼곡히 들어찼던 버스 안이 어느 순간 한가해졌습니다.
앉아서 느긋하니 졸고 있는 승객 두서너 명뿐.
빠끔히 열린 창문으로 풀 냄새, 흙냄새가 솔솔 들어옵니다.

그때 작은 집 하나를 보았습니다.

그 작은 집이 눈에 들어 온 순간, 얼른 벨을 눌렀습니다.

'빨리 좀 세워주세요.'

속으로 그렇게 외치며 출입문 앞에 서 있었습니다.

그러나 버스는 한참을 더 가서 섰습니다.

서둘러 버스에서 내렸지만 작은 집은 보이지 않고,

온통 낯설기만 합니다.

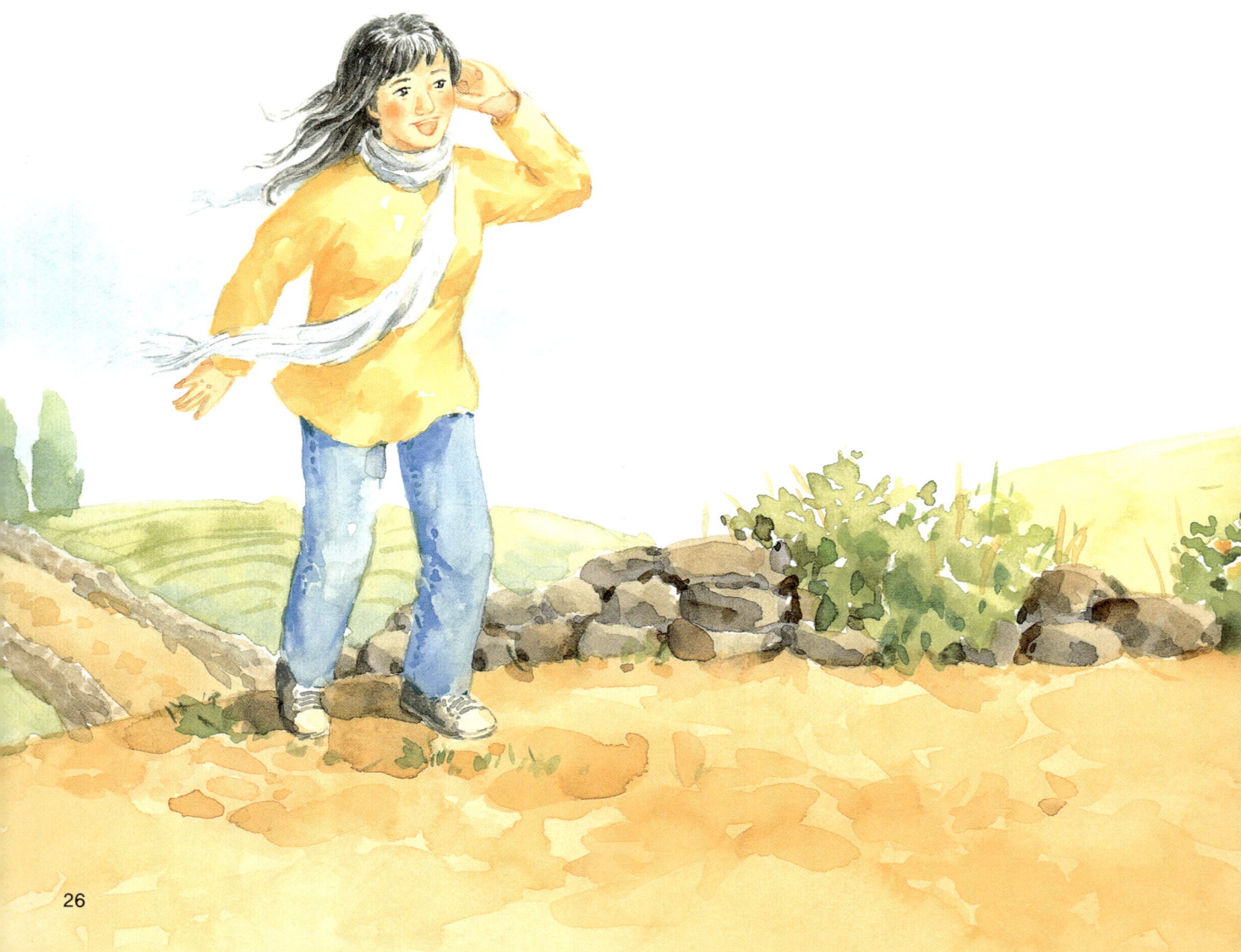

하릴없이 버스가 왔던 반대 방향으로 되짚어 내려갑니다.
언덕 위에 동그마니 앉아 초록 지붕을 이고 있던 작은 집,
그 집을 꼭 다시 보고 싶었습니다.
'큰길에서 통하는 길이 분명 있을 거야.'
그렇게 한참을 갔습니다. 양옆으로 돌들이 쌓여져 있고,
그 돌들 사이로 빨간 철쭉이 피어 있는 그런 길이 보였습니다.
길을 따라 한참을 올라갔습니다. 서서히 숨이 차오를 무렵,
드디어 그 집을 찾았습니다.

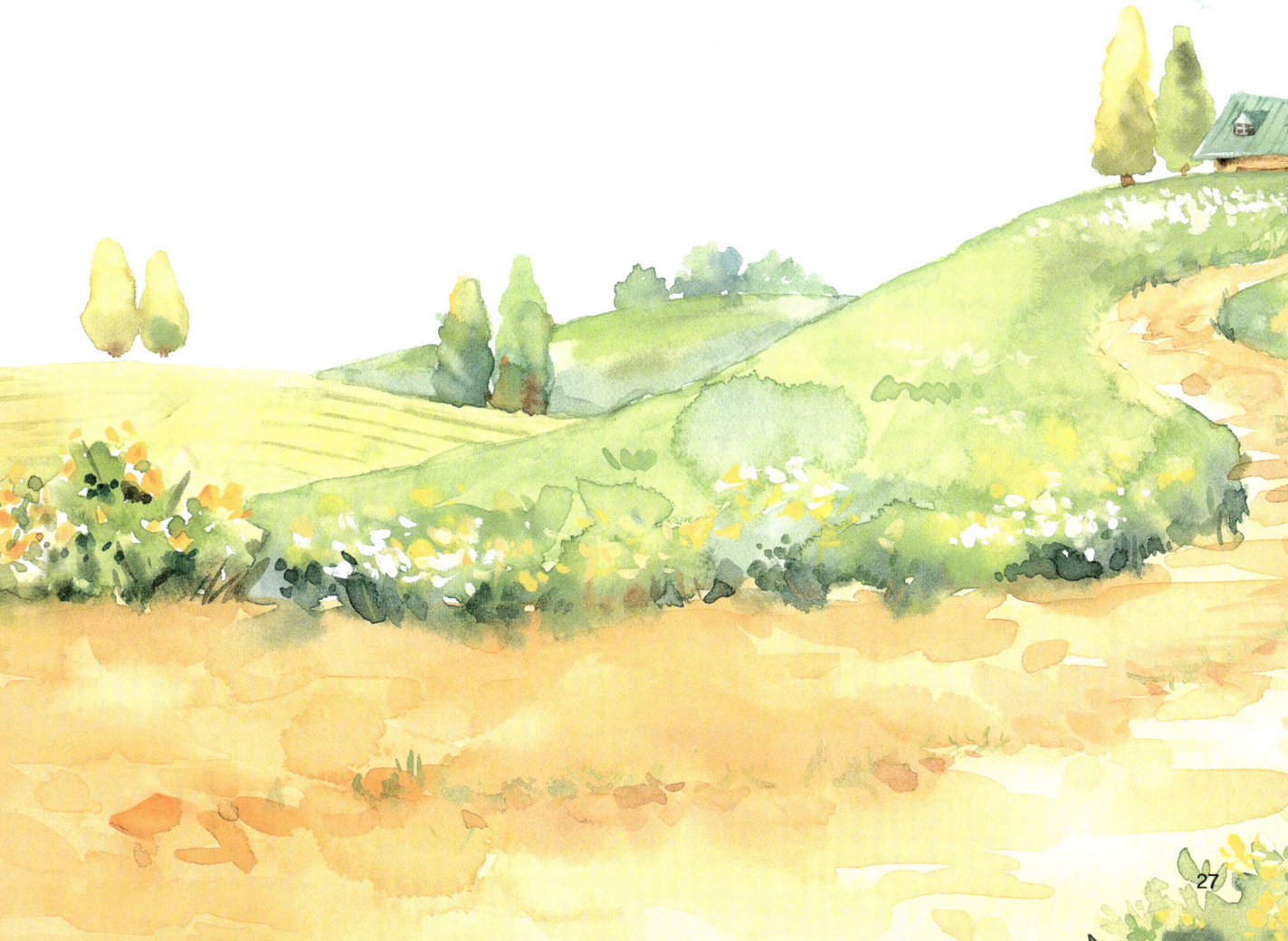

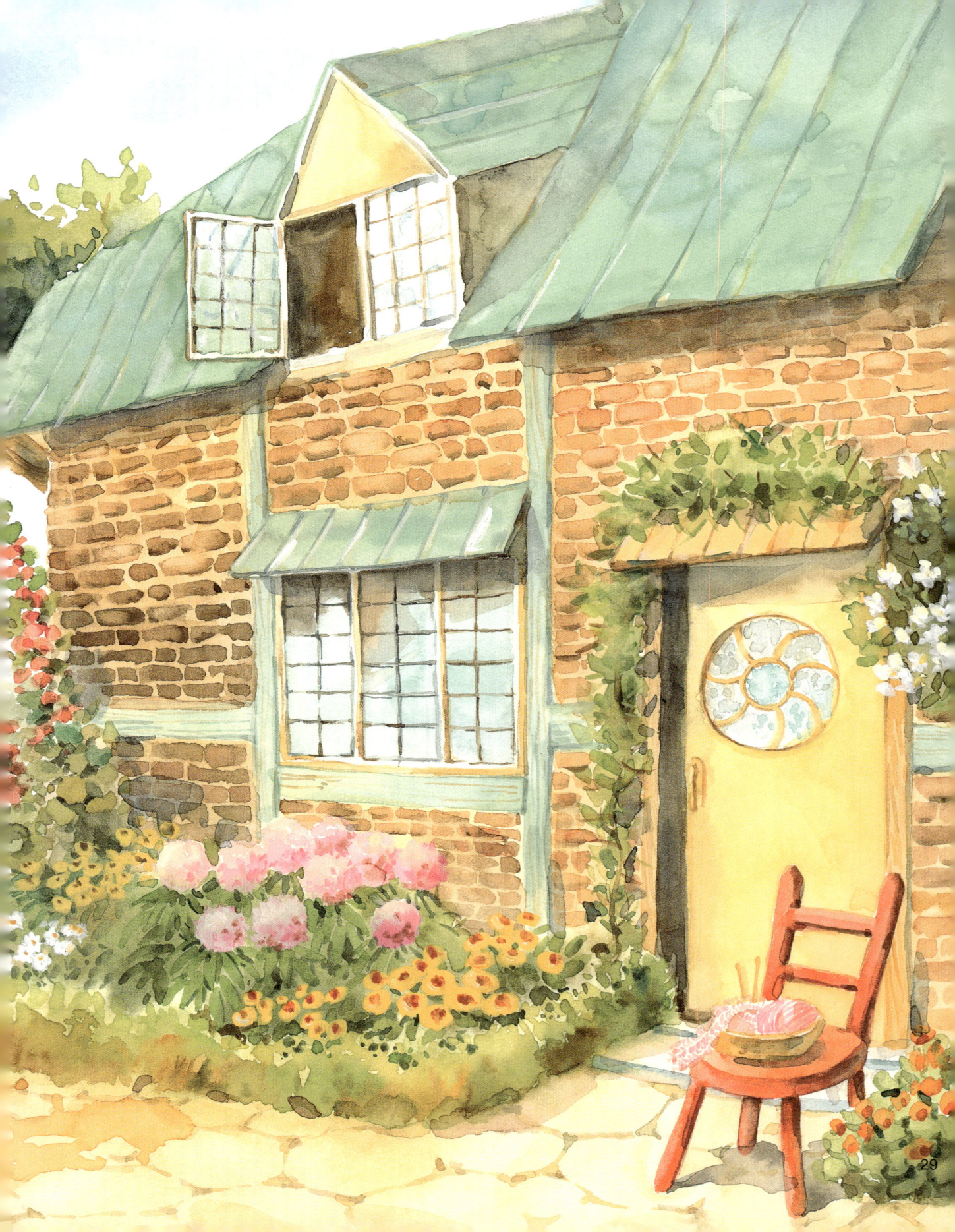

하얀 울타리가 야트막하게 둘러쳐져 있고,
마당에는 소박하고 아담한 꽃들이 옹기종기 피어 있습니다.
"계세요?" 하고 들어서면 집주인이 뛰어나와 반갑게
맞아줄 것 같은 정겨운 집입니다.
나무와 바위와 하늘과 다를 바 없이 그냥 처음부터
거기 그렇게 자리 잡고 있었을 것 같은 그런 집입니다.
아이들의 웃음소리와 그 아이들을 바라보는
어른들의 흐뭇한 미소를 닮은 그런 집입니다.

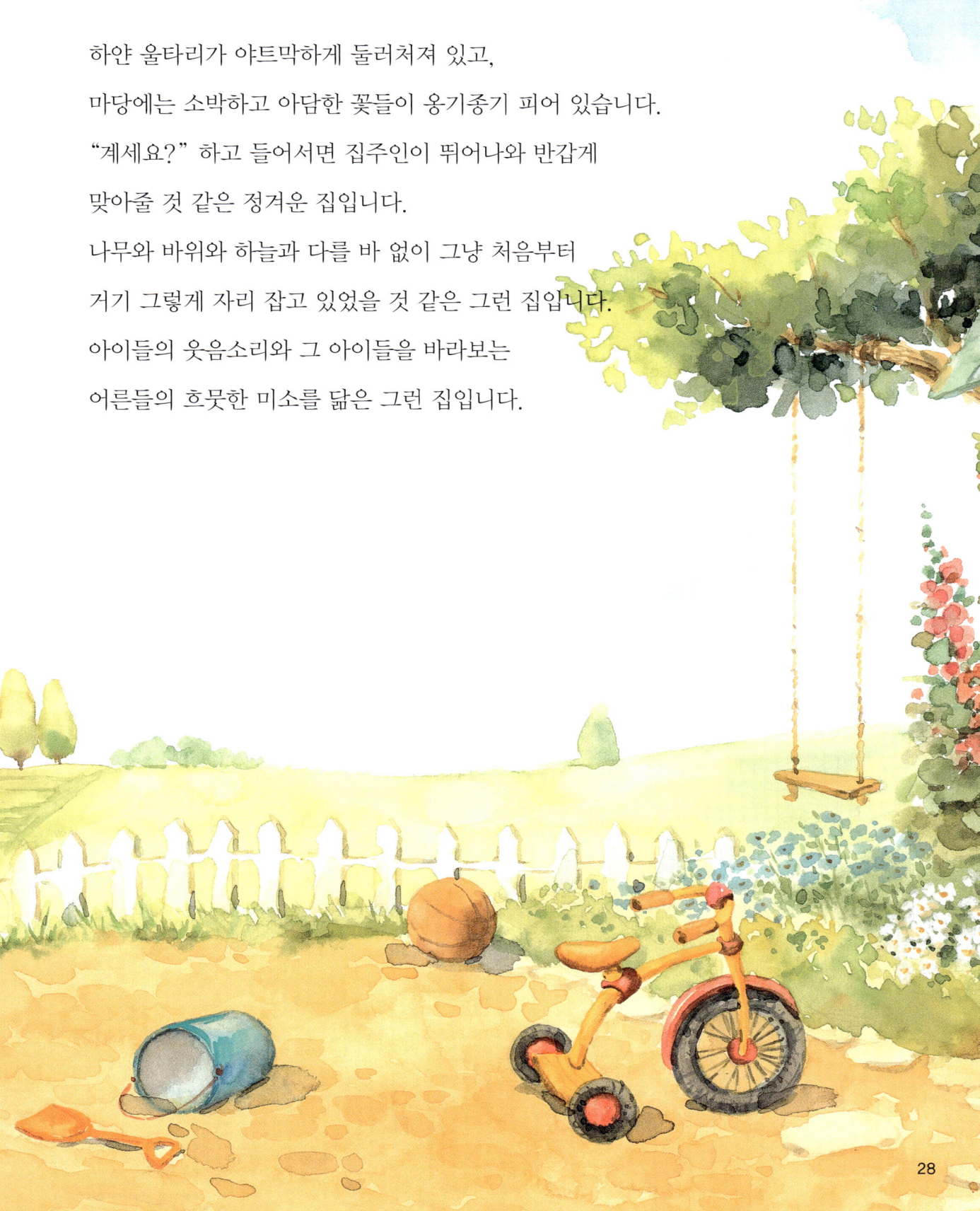

태어나는 아기와 그런 집에서 살고 싶습니다.

창문을 열면 파란 풀밭이 보이는 곳, 아름드리나무들이 서 있고,

새들의 노래 소리가 들리는 곳.

그런 집에서 아이와 함께 모든 계절이 오고 가는 걸

지켜볼 수 있다면…….

아이와 머리를 맞대고 해가 뜨고 지고,

별이 반짝이는 모습을 바라볼 수 있다면…….

그럴 수 있다면 참말 좋겠습니다.

거기 서서 한참 그렇게 그 집을 바라보다가

다시 발길을 돌렸습니다.

그냥 막연한 기대로 집을 나섰다가,

아이와 오래도록 살고 싶은 집을 발견한

'버스 종점 탐험 여행'은 이렇게

-끝-

났습니다.

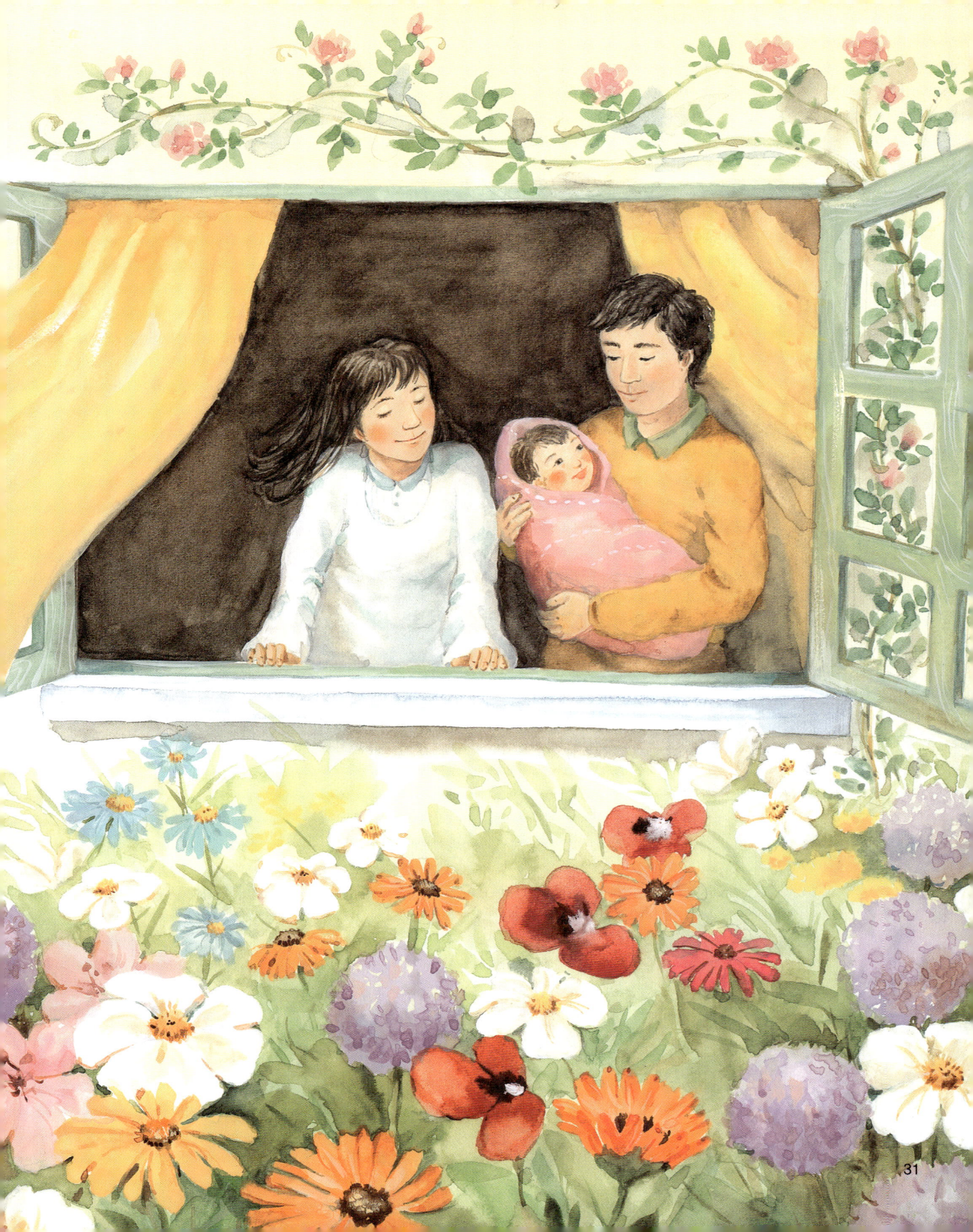

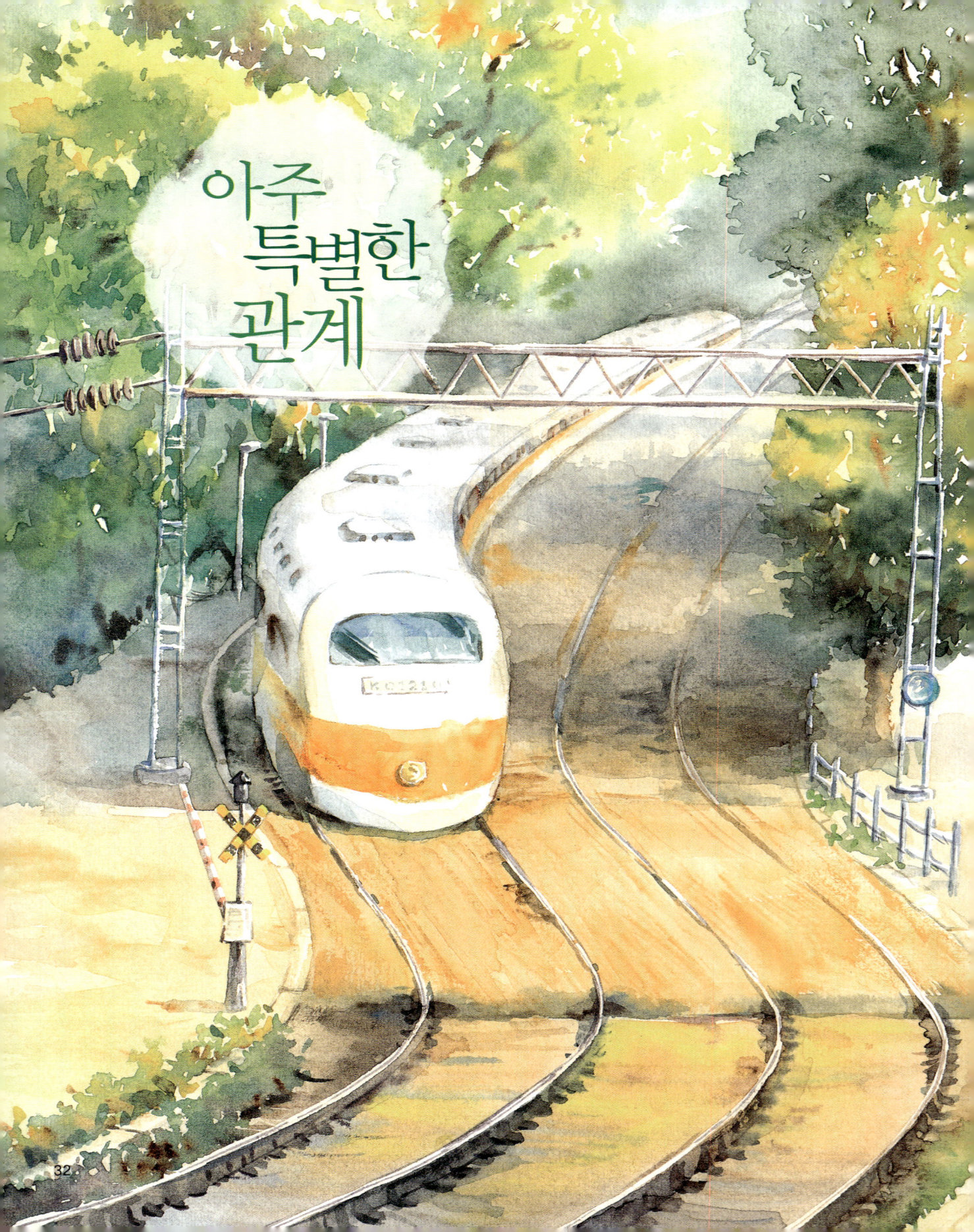

며칠 전 친구가 전화를 걸었습니다.

임신부에게는 새로운 바람이 필요하다며,

기차를 타고 강 구경을 가자고 했습니다.

친구의 제안이 고맙고, 반갑고, 설레었습니다.

기차역에서 친구를 기다리고 있습니다.

저기 멀리서 친구가 뛰어옵니다.

예전에는 친구들이 참 많았습니다.

세월이 지나면서 많은 친구들이 잊혀졌습니다.

이 친구는 항상 내 곁에 있었습니다.

나보다 먼저 결혼하고, 나보다 먼저 아이를 낳았는데

사는 세상이 다른 것 같다는 생각은 한번도 해보지 못했습니다.

친구가 숨을 헐떡이며 팔을 잡아끕니다.

"빨리 가자. 시간 다 됐어."

친구와 함께 기차를 탔습니다. 친구는 도시락을 싸왔습니다.

과일과 샌드위치가 도시락통에 얌전히 담겨 있습니다.

"아침에 일어나서 나오기도 바빴을 텐데

언제 이런 걸 다 준비했어?"

"임신부는 잘 먹어야 하는 거 몰라?"

친구는 항상 그랬습니다.

늘 내 편을 들어주었습니다.

내가 말도 안 되는 주장을 펼칠 때도

묵묵히 내 이야기를 들어주었습니다.

직장에서 속상한 일이 있어도 맨 먼저 친구가 생각났습니다.

연애를 하다가 잘 안 풀려도 친구에게 전화를 걸었습니다.

화가 나 씩씩대며 수화기를 들었다가도

친구와 이야기를 하다 보면 마음이 스르르 가라앉았습니다.

참 좋은 친구입니다.

친구와 나란히 앉아 강물을 들여다봅니다.

찰랑찰랑 흐르는 강물이 참 평화롭습니다.

저 강물처럼 잔잔하고 평화롭게, 죽을 때까지 변치 않고

친구와 함께하면 좋겠다는 소망을

강물에 실어 보냅니다.

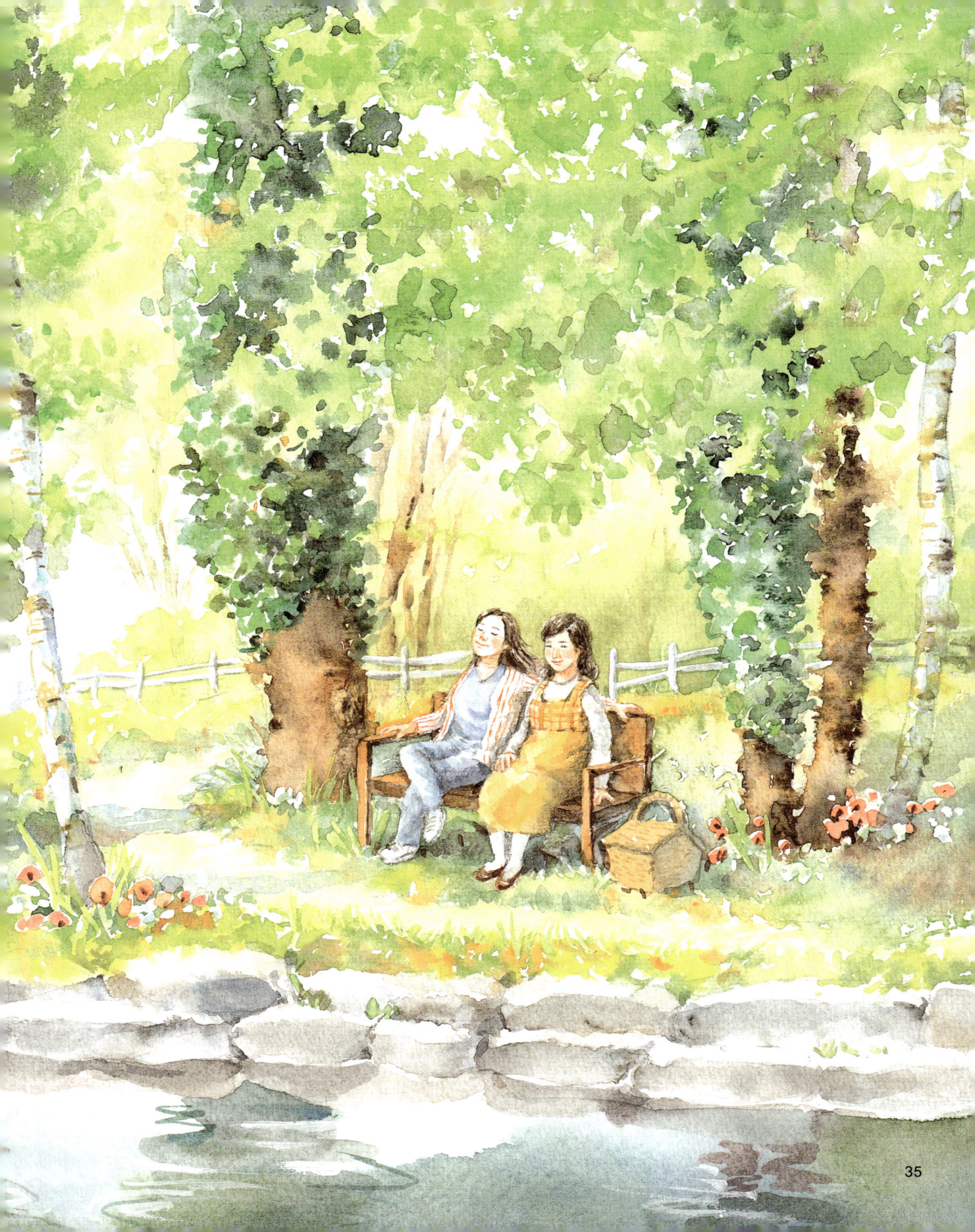

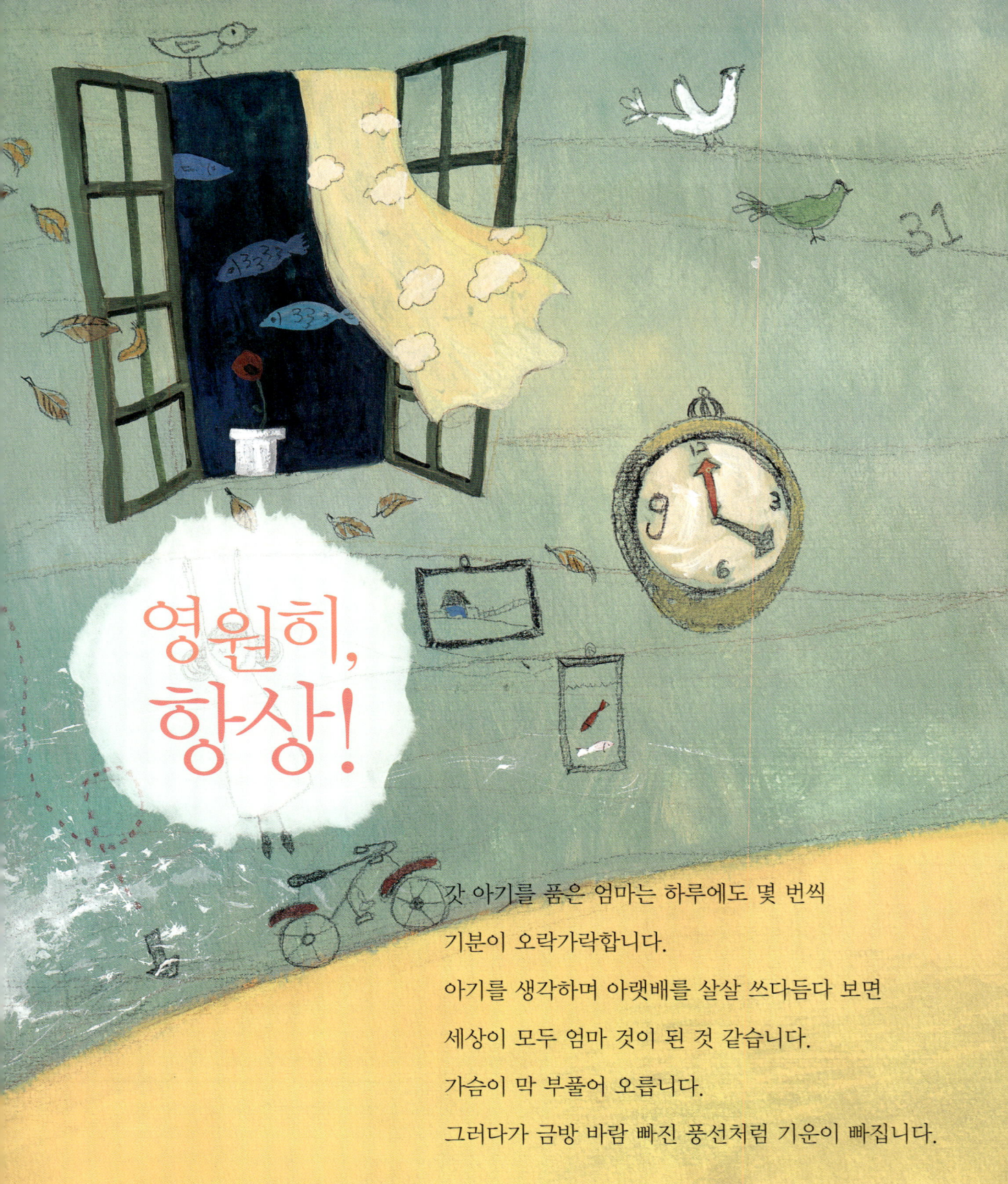

영원히, 항상!

갓 아기를 품은 엄마는 하루에도 몇 번씩
기분이 오락가락합니다.
아기를 생각하며 아랫배를 살살 쓰다듬다 보면
세상이 모두 엄마 것이 된 것 같습니다.
가슴이 막 부풀어 오릅니다.
그러다가 금방 바람 빠진 풍선처럼 기운이 빠집니다.

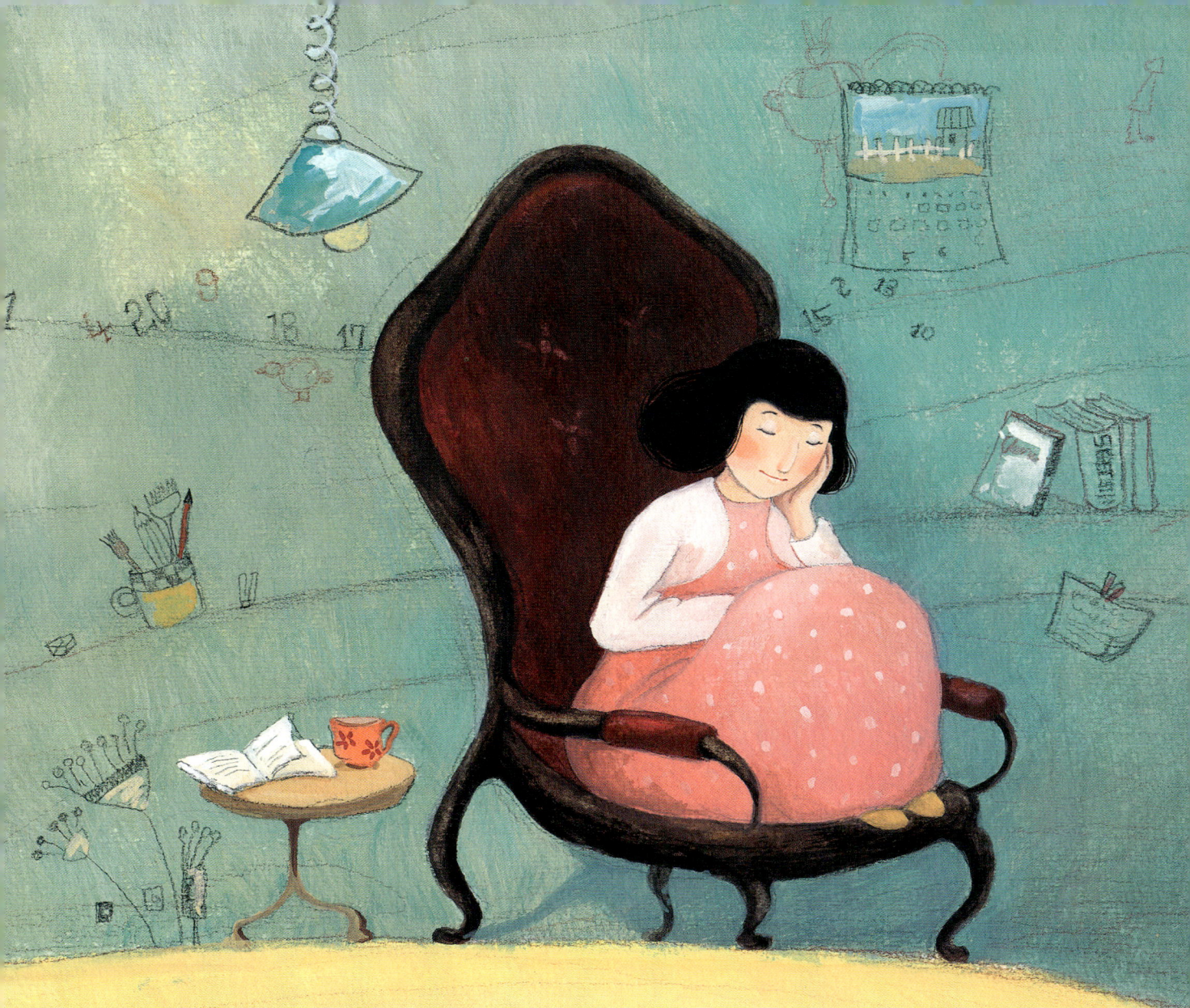

공연히 불안하여 안절부절 못합니다.

마치 롤러코스터를 탄 기분입니다.

무섭고, 짜릿하고, 불안하고, 행복하고, 기쁘고…….

이런 기분이 낯설지 않습니다.

예전에도 이런 기분을 느꼈던 적이 있는 것만 같습니다.

언제였더라? 언제였지?

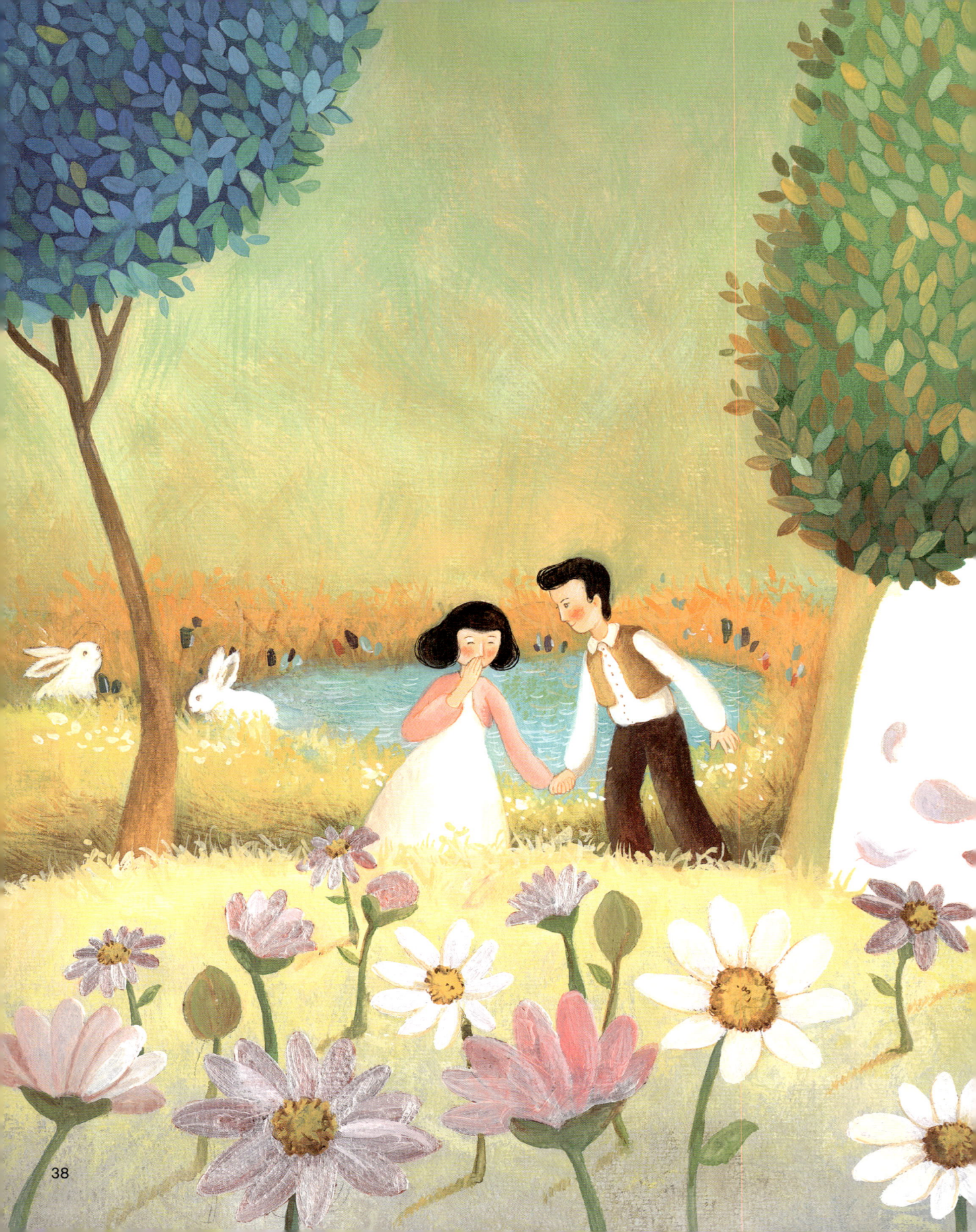

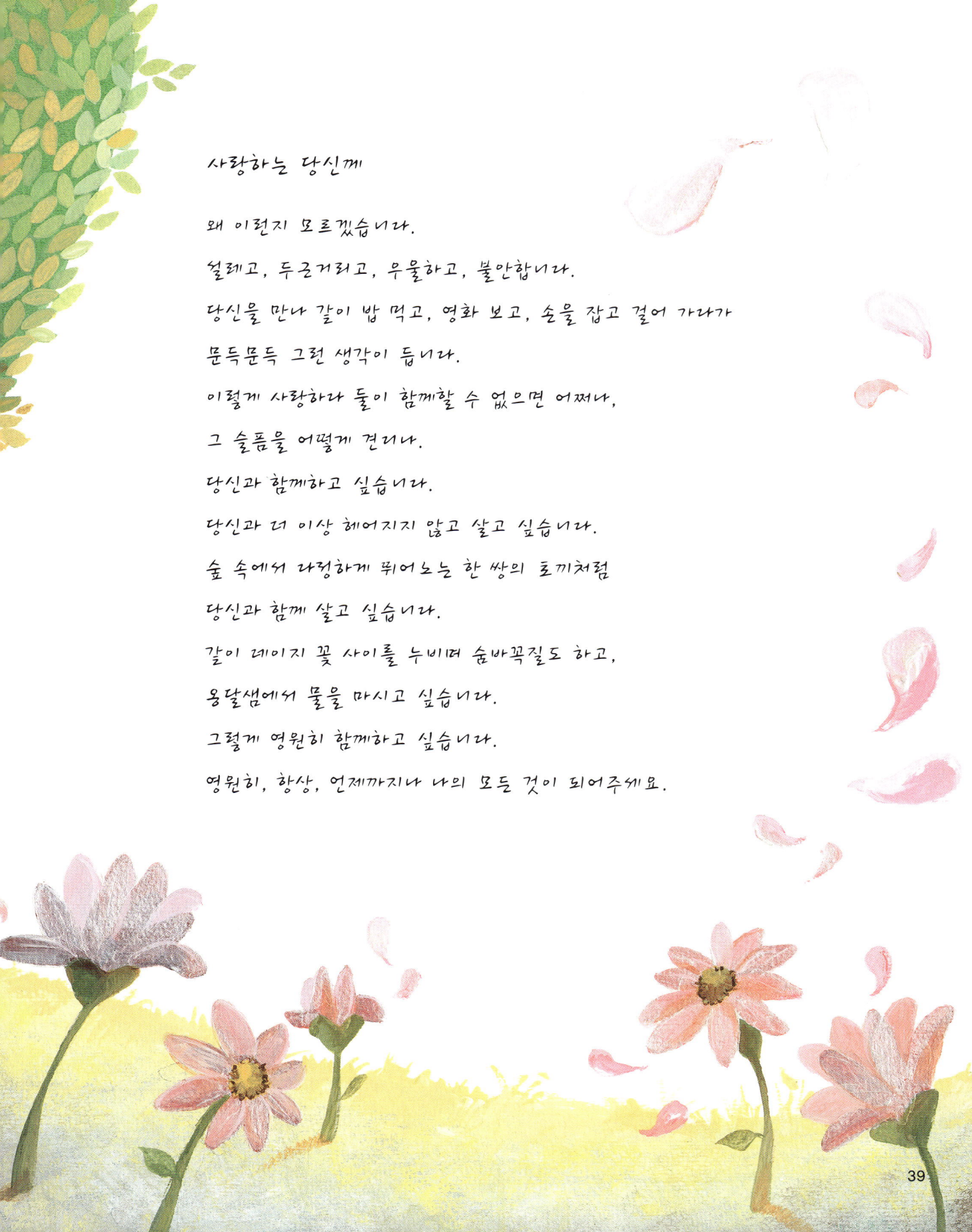

사랑하는 당신께

왜 이런지 모르겠습니다.
설레고, 두근거리고, 우울하고, 불안합니다.
당신을 만나 같이 밥 먹고, 영화 보고, 손을 잡고 걸어 가다가
문득문득 그런 생각이 듭니다.
이렇게 사랑하다 둘이 함께할 수 없으면 어쩌나,
그 슬픔을 어떻게 견디나.
당신과 함께하고 싶습니다.
당신과 더 이상 헤어지지 않고 살고 싶습니다.
숲 속에서 다정하게 뛰어노는 한 쌍의 토끼처럼
당신과 함께 살고 싶습니다.
같이 데이지 꽃 사이를 누비며 숨바꼭질도 하고,
옹달샘에서 물을 마시고 싶습니다.
그렇게 영원히 함께하고 싶습니다.
영원히, 항상, 언제까지나 나의 모든 것이 되어주세요.

엄마가 아빠에게 이 편지를 쓴 얼마 뒤,
엄마와 아빠는 결혼을 했습니다.
엄마는 너무나 좋았습니다.
영원히 함께할 수 있겠다고 생각했죠.
하지만 걱정은 사라지지 않았습니다.
누군가 아프기라도 하면 어쩌나,
마음이 멀어지면 또 어쩌나…….

이제 엄마와 아빠는 아기로 인해 '부모'가 되었습니다.
참 고맙고, 또 고맙습니다.
이렇게 아기를 품을 수 있어서 말입니다.
참 신기하고, 또 신기합니다.
사랑하는 사람과 생명을 만들고,
그 생명 속에 함께 깃들 수 있다는 것이 말입니다.

이 생명에 깃든 인연을 갈라놓을 것은 세상 어디에도 없습니다.
아랫배를 조심스럽게 쓰다듬어 봅니다.
엄마의 마음속에 차 있던 불안과 걱정들이 사르르 녹아내립니다.
아기가 있어 엄마는 참 좋습니다.

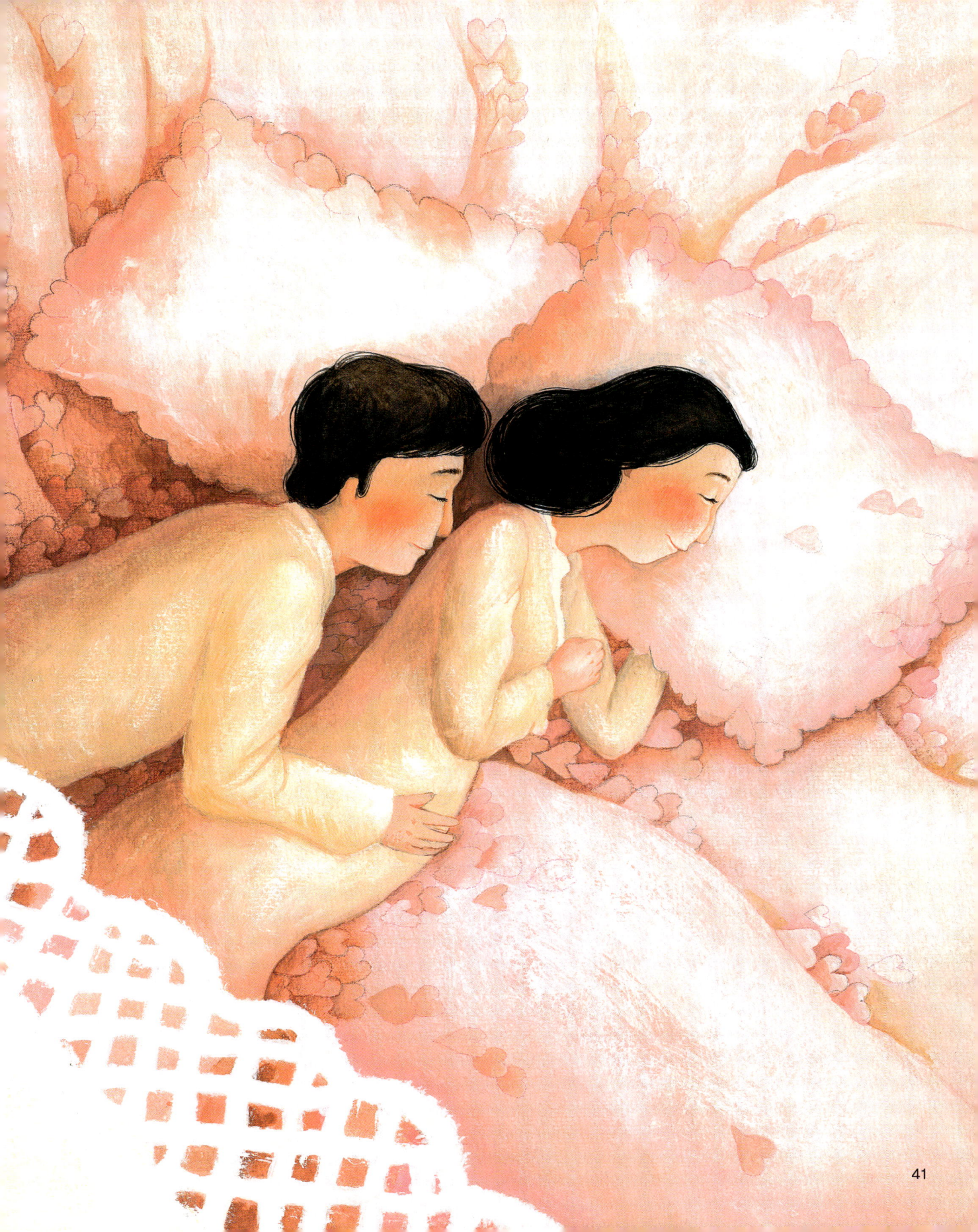

아빠의 사랑

아빠가 모처럼 전화를 했습니다.
"언제 한번 다녀가거라."
혹시 집에 무슨 일이 있는 건 아닐까
공연히 걱정이 되었습니다.

"왔니?"
아빠의 인사는 언제나 아주 짧습니다.
"엄마, 혹시 무슨 일 있는 거예요?"
"무슨 일은…….
아빠가 요새 널 부쩍 보고 싶어 하시더라."

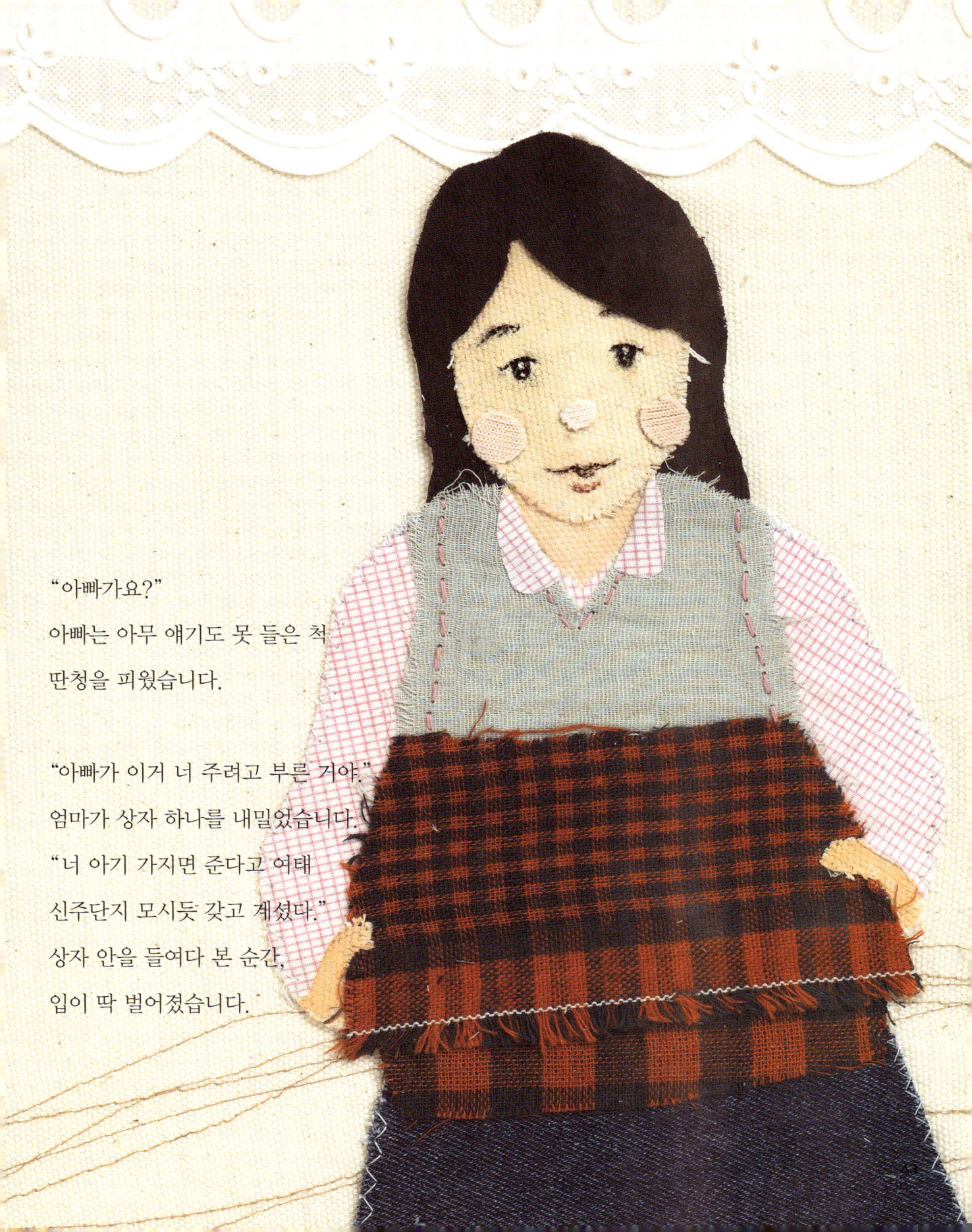

"아빠가요?"
아빠는 아무 얘기도 못 들은 척
딴청을 피웠습니다.

"아빠가 이거 너 주려고 부른 거야."
엄마가 상자 하나를 내밀었습니다.
"너 아기 가지면 준다고 여태
신주단지 모시듯 갖고 계셨다."
상자 안을 들여다 본 순간,
입이 딱 벌어졌습니다.

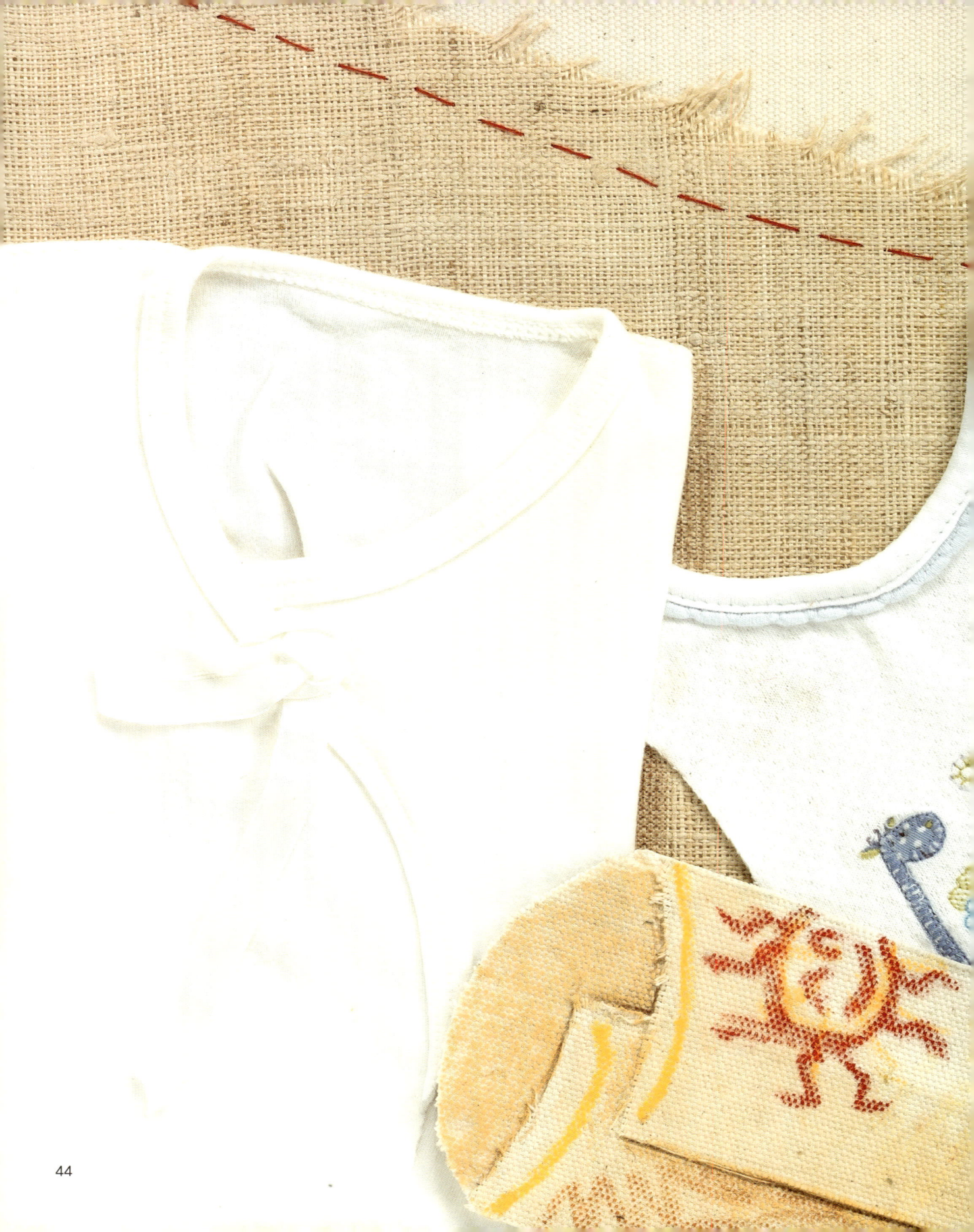

배냇저고리와 턱받이, 젖꼭지, 유치원에서 그렸던 그림, 성적표,
어버이날 '엄마 아빠, 사랑해요'라고 쓴 카드,
그리고 머리가 다 빠져 대머리가 된 인형······.

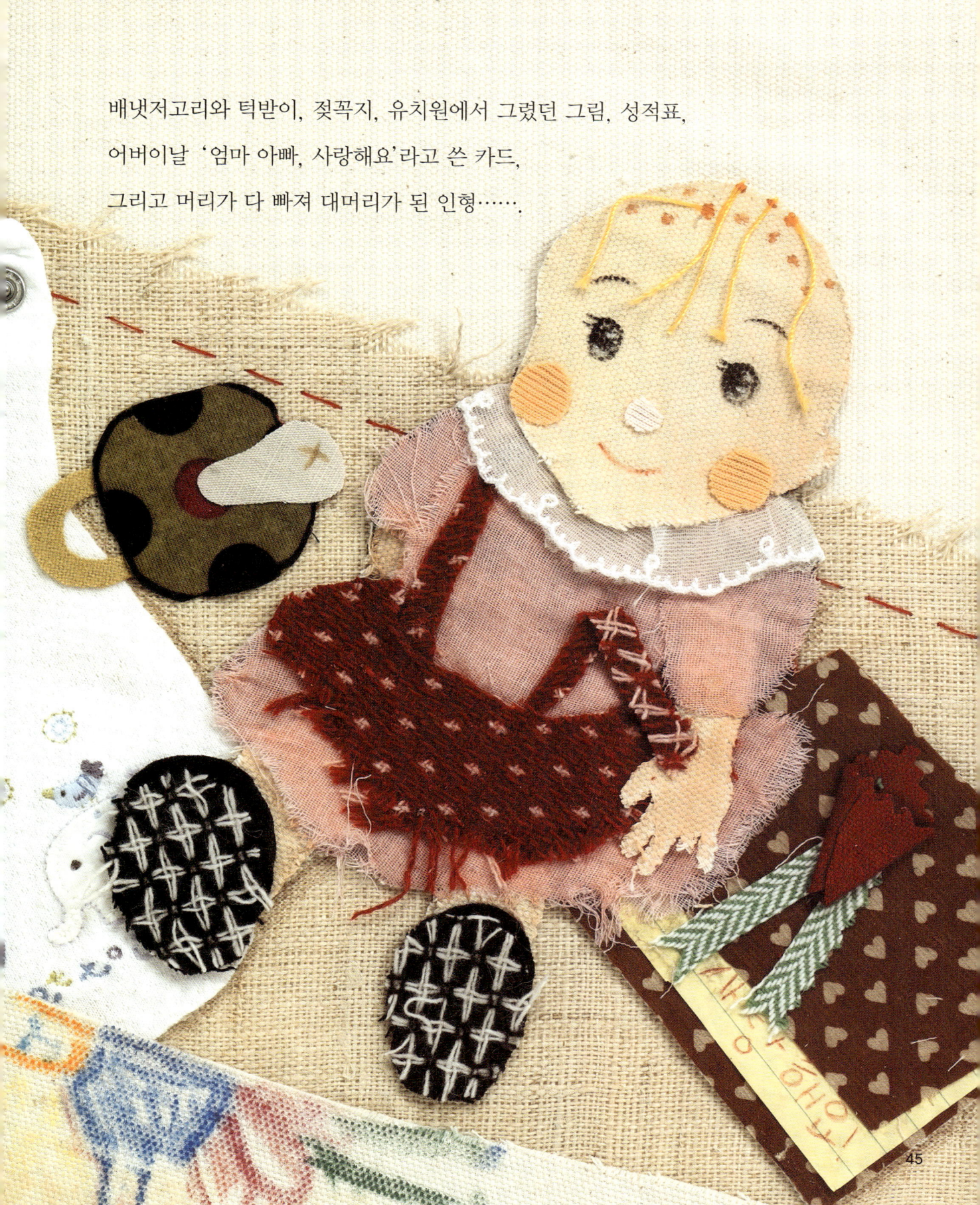

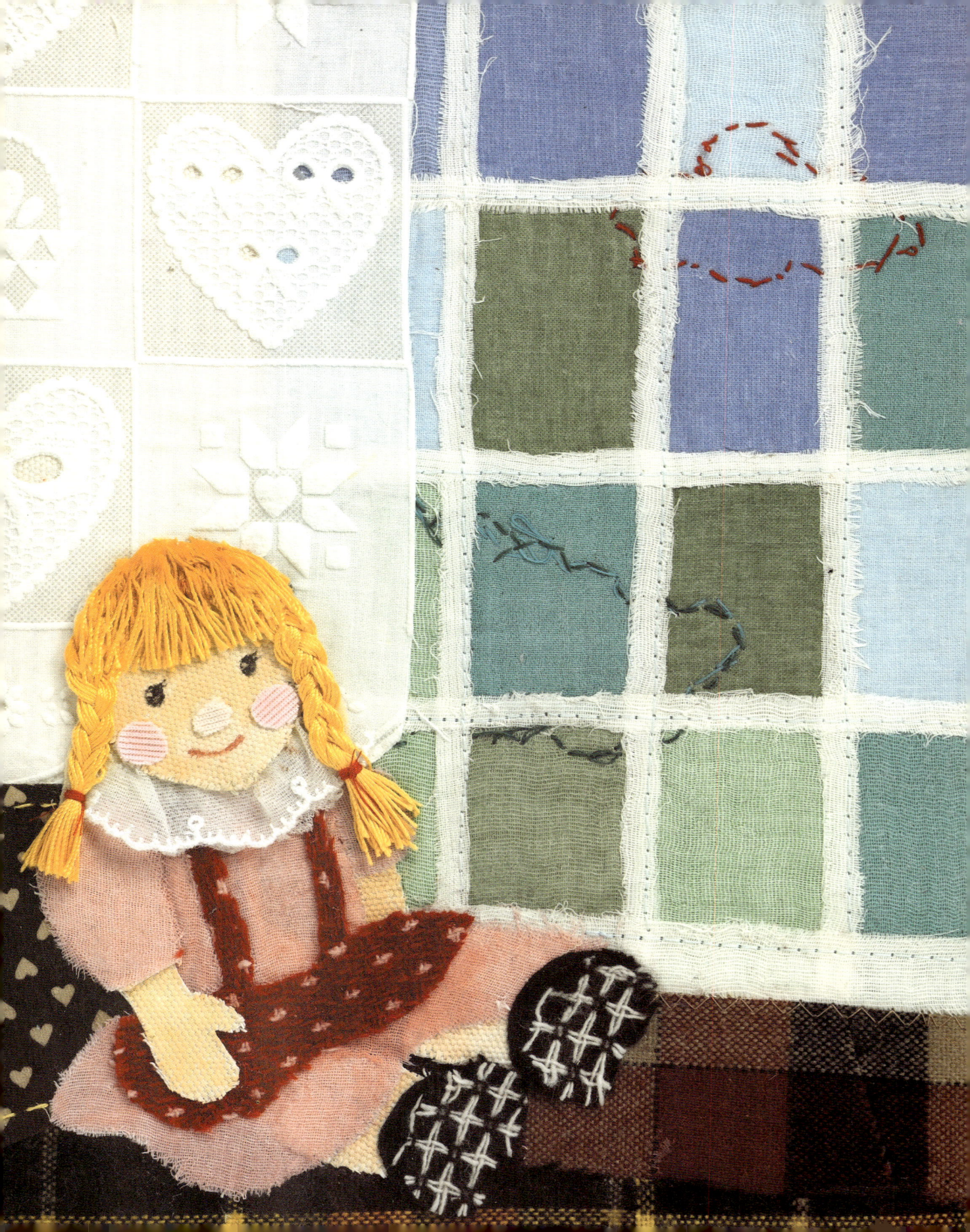

그 인형을 처음 봤던 그 날을 기억합니다.
나는 정류장에 웅크리고 앉아 선물을 사 오신다는
아빠를 기다렸습니다. 한참이 지나, 버스가
한 대 서고 검은 그림자가 내렸습니다.
그 검은 그림자가 두 팔을 활짝 벌리고
나에게 다가왔습니다.
"오, 우리 공주님!
아빠가 우리 공주님 꼭 닮은 인형 사 왔다."
아빠는 술 냄새를 풍기며 나의 뺨에 까칠까칠한 턱을 부볐습니다.

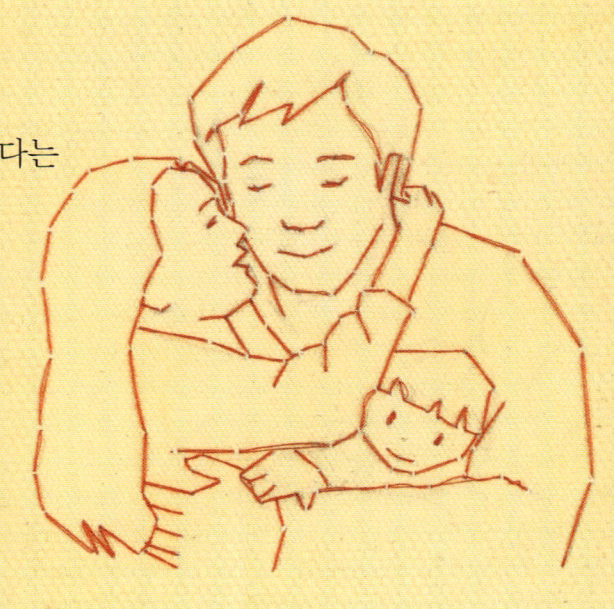

한동안 그 인형을 잊고 살았습니다.
누이면 눈을 감고, 세우면 반짝 눈을 뜨던 그 인형,
매일매일 머리를 빗겨주던 그 인형,
늘 잠잘 때 옆에 두었던 그 인형.
내가 잊었던 그 옛날을 아빠는 상자 속에,
아빠의 마음속에 간직하고 있었습니다.
언젠가 나는 아빠에게 반항하며 이런 말을 했었지요.
"아빠 맘이 어떤 건지 몰라도
표현하지 않는 사랑은 사랑이 아니에요."
오늘 난 아빠에게 이런 말을 하고 싶습니다.
"때로는 표현할 수 없는 사랑도, 표현하지 않는 사랑도
이해할 수 있게 하는 것이 사랑인 것 같아요."

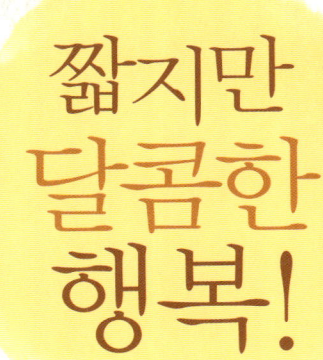
짧지만 달콤한 행복!

처음 아기를 가진 걸 알았을 때
구름 위를 걷는 것만 같았습니다.
하지만 가끔은
내 몸 안에 생명이 자란다는 사실이 버겁기도 합니다.
내가 부모 노릇을 잘할 수 있을까 걱정이 됩니다.
걱정, 불안, 우울, 근심…….
마음속에 이런 것들이 스멀대면
날 기쁘게 하는 일상의 작은 일들을 떠올립니다.
가만가만 배를 쓰다듬으며
아기에게 내가 좋아하는 것들을 말해줍니다.

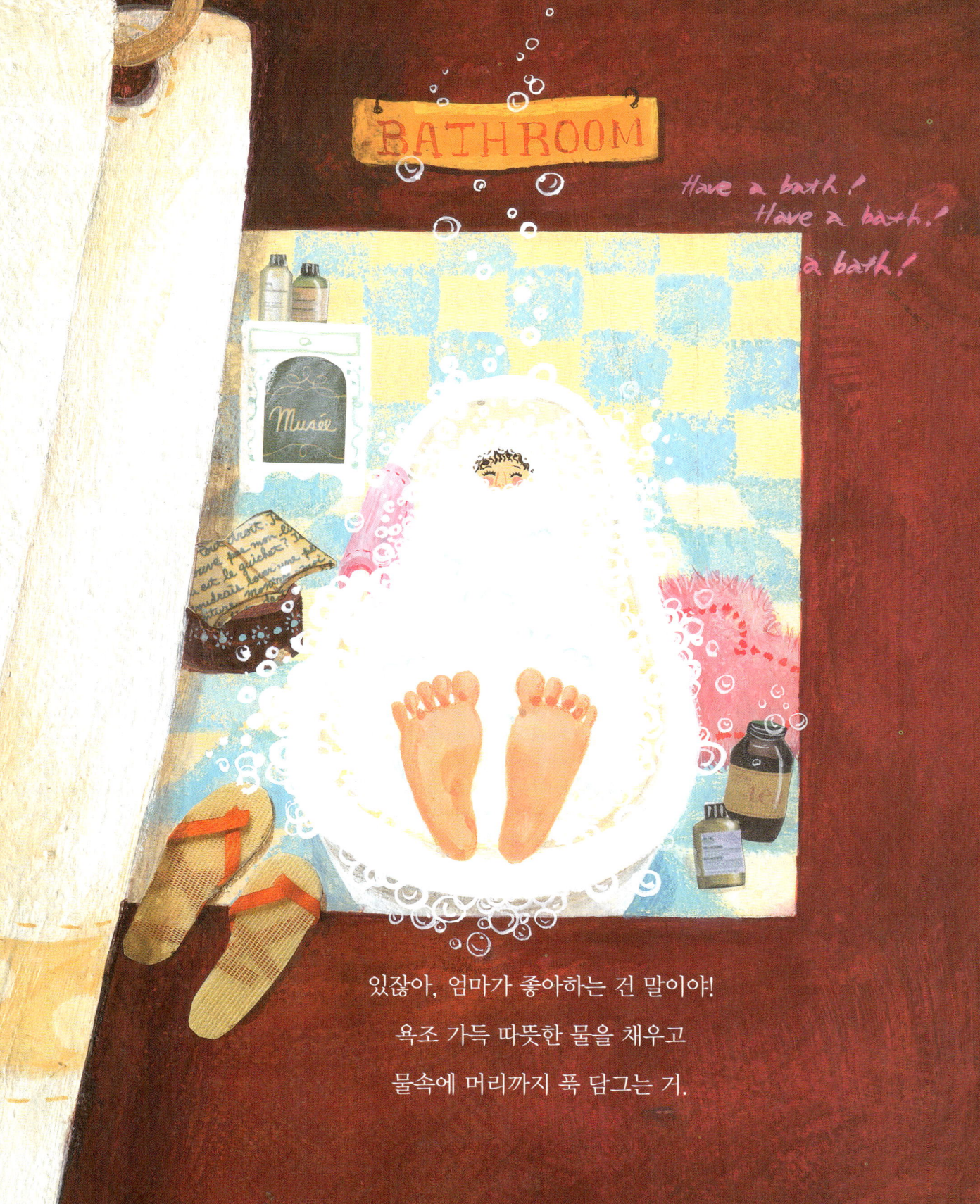

있잖아, 엄마가 좋아하는 건 말이야!
욕조 가득 따뜻한 물을 채우고
물속에 머리까지 푹 담그는 거.

있잖아, 엄마가 좋아하는 건 말이야!
머리를 감은 후
물기 남아 있는 머리카락을
코에 대고 냄새 맡는 거.

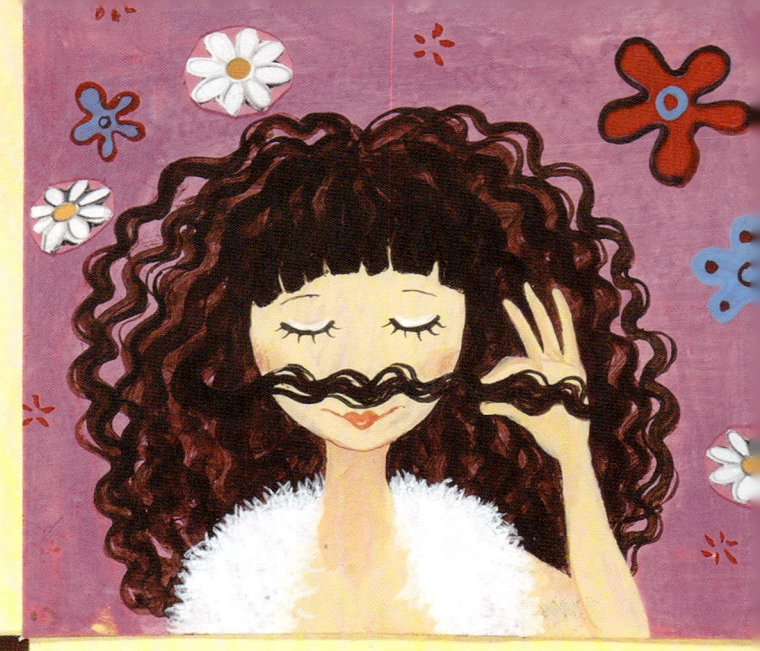

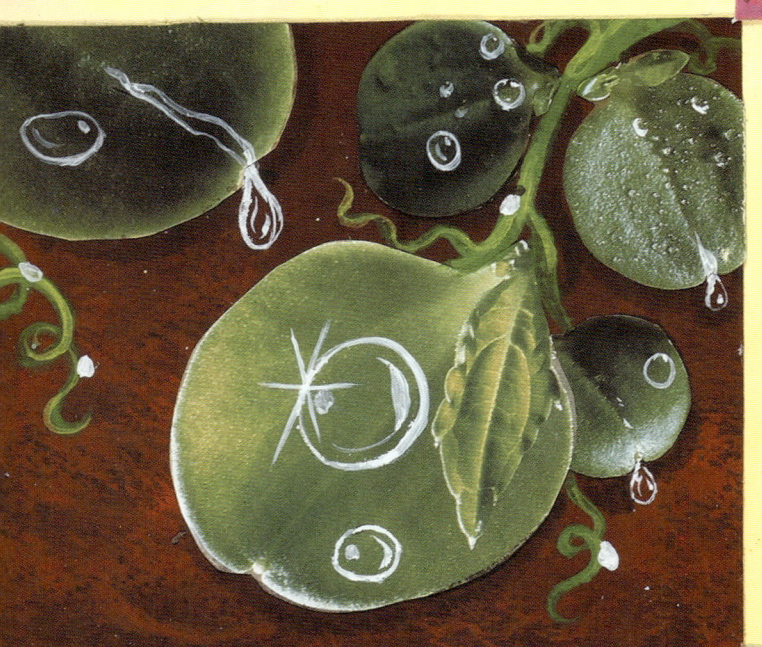

있잖아, 엄마가 좋아하는 건 말이야!
비 개인 날 오후,
나뭇잎 끝에 매달려
보석처럼 반짝이는 물방울들.

있잖아, 엄마가 좋아하는 건 말이야!
목마를 때 찬물 한 컵을
꿀꺽꿀꺽 마시면서
목구멍을 타고 내려가
뱃속으로 들어가는
찬 기운을 느끼는 거.

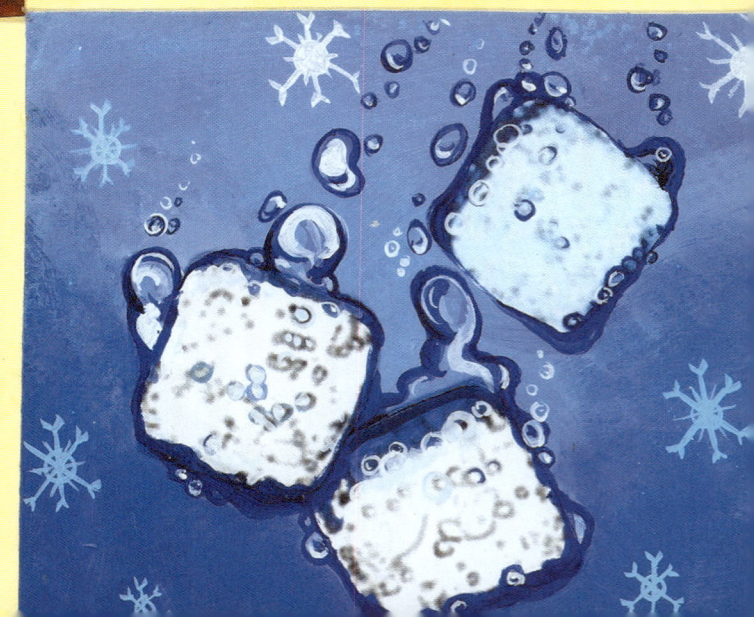

있잖아, 엄마가 좋아하는 건 말이야!
바싹 마른 땅 위에
촉촉이 비가 내린 뒤에 나는
흙.냄.새.

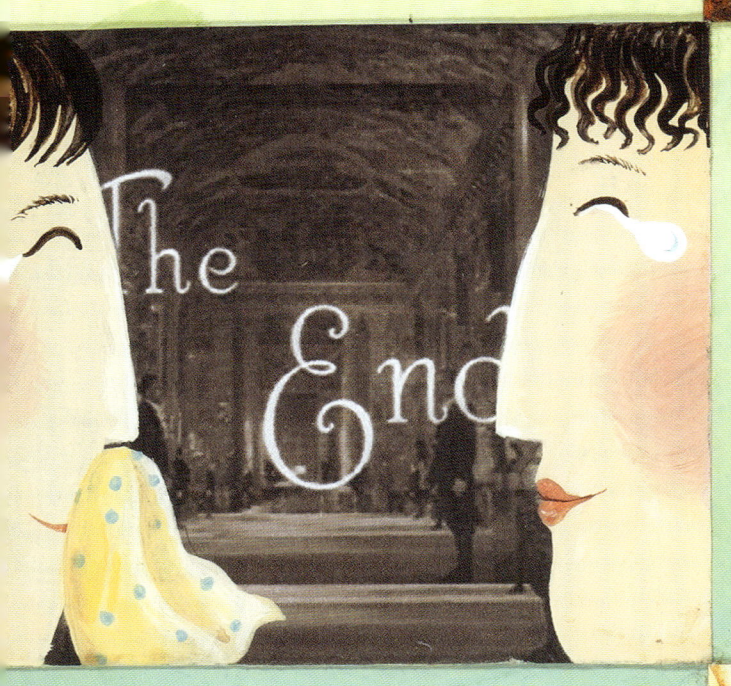

있잖아, 엄마가 좋아하는 건 말이야!
슬픈 영화를 보면서 실컷 울고,
콧물까지 팽 풀고 나서
불이 켜진 다음 옆자리에 앉은 친구와
마주보며 쑥스럽게 웃는 거.

있잖아, 엄마가 좋아하는 건 말이야!
달콤새콤한 오렌지를
겉껍질, 속껍질 모두 까고서
입속에 넣고, 음~
작은 알갱이를 하나하나
톡톡 터트리는 거.

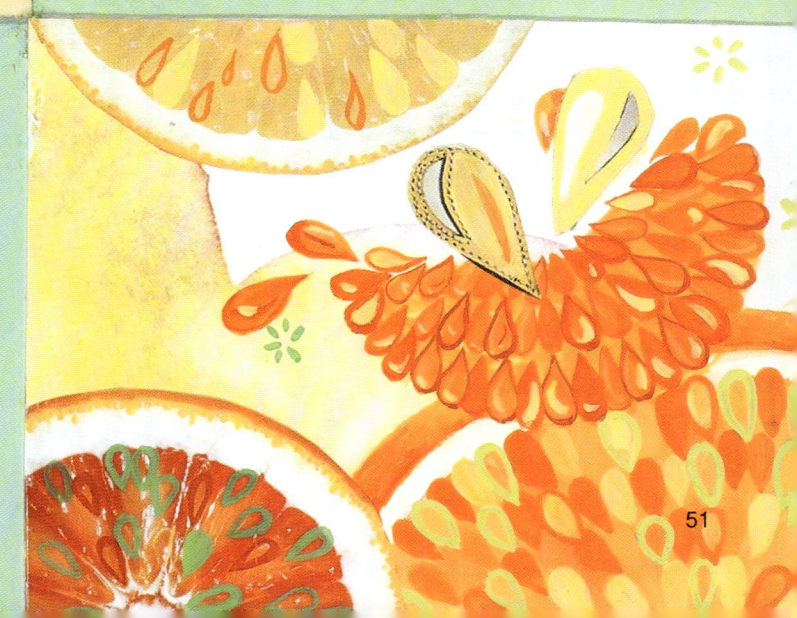

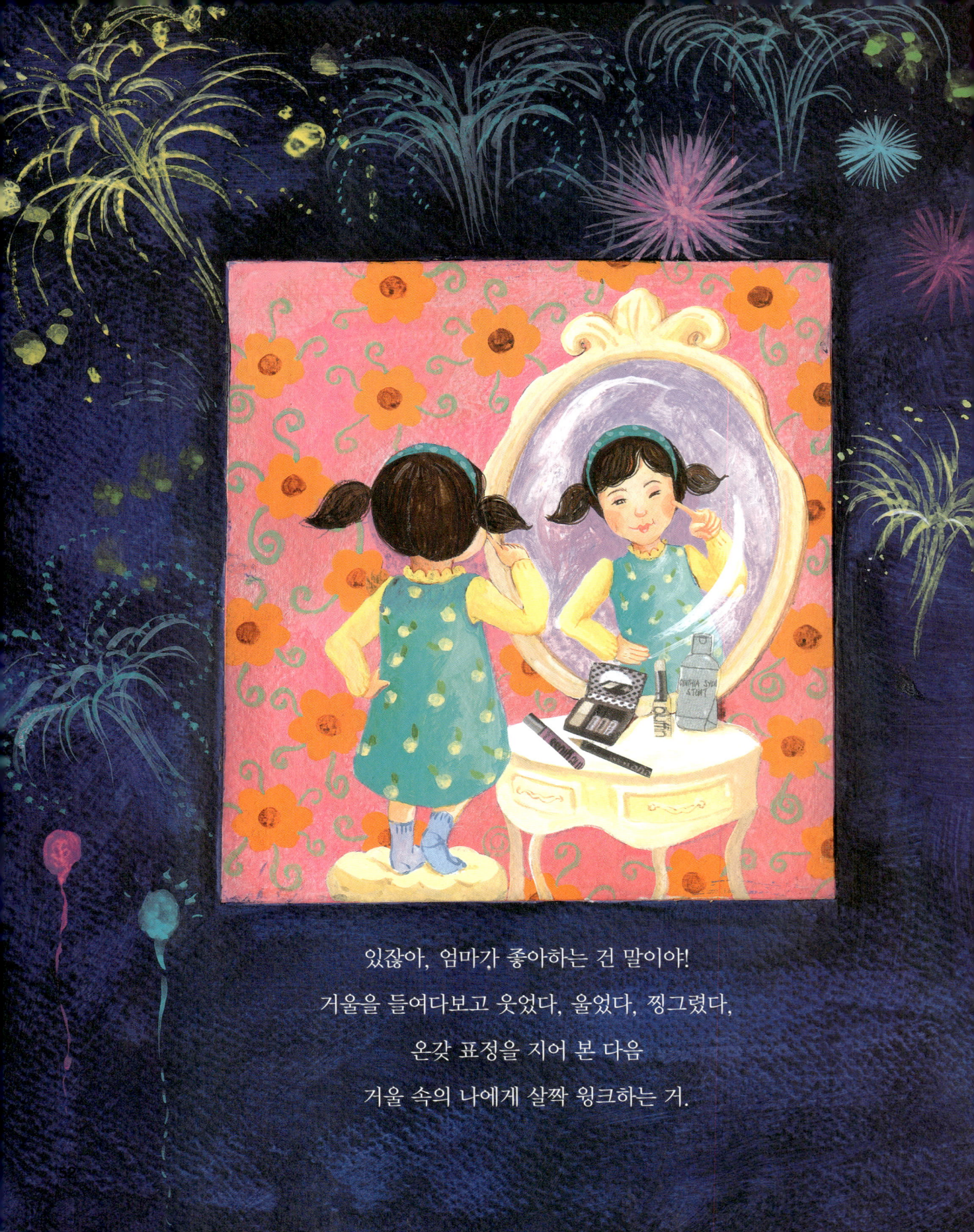

있잖아, 엄마가 좋아하는 건 말이야!
거울을 들여다보고 웃었다, 울었다, 찡그렸다,
온갖 표정을 지어 본 다음
거울 속의 나에게 살짝 윙크하는 거.

생각해보면
세상에는 나를 행복하게 만드는 일들이
얼마나 많은지 모릅니다.
그리고 그 행복을 이야기해줄 아기가 있어
난 더욱 행복합니다.

이제 아이가 세상에 나오면
아이가 느끼는 행복을
나에게 들려주겠지요.
아이가 나에게 들려주는 행복으로
나는 더욱더 행복할 겁니다.

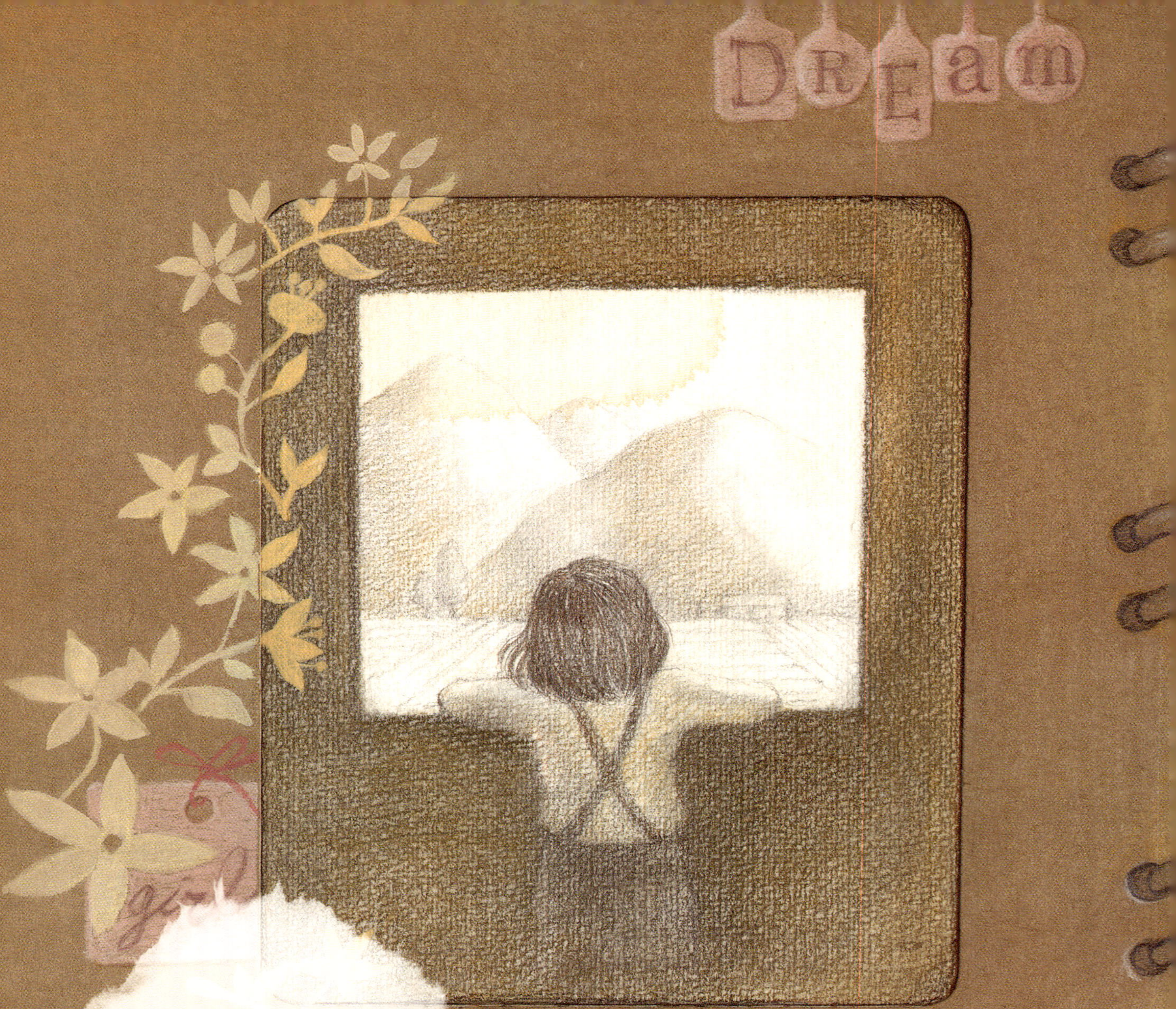

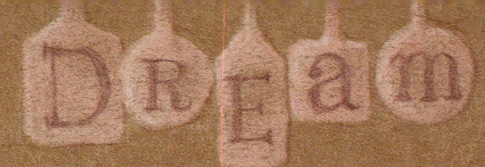

소녀의 꿈

바다 냄새가 아련하게 나는 동네에
한 여자아이가 살았습니다.
여자아이의 방 창문으로는 높고 푸른 산들이 보였습니다.
여자아이는 산 너머로 가고 싶었습니다.
산 너머 넓은 곳, 그리고 그 너머 넓은 곳으로 가고 싶었습니다.

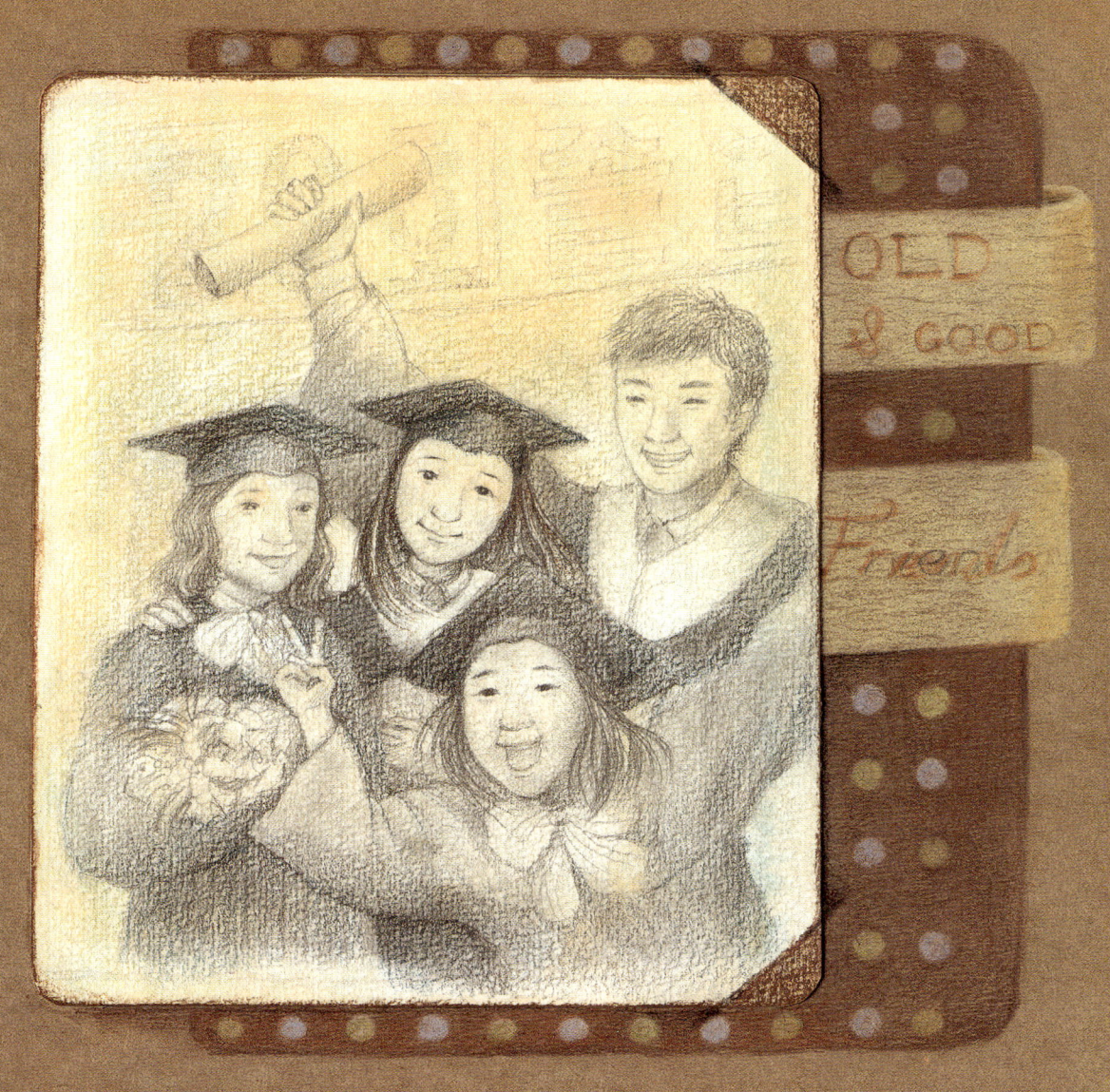

여자아이는 자라고, 또 자랐습니다.

어른이 된 여자아이는 커다란 버스를 타고 산을 넘어 갔습니다.

구불구불 산길을 한참 달려 커다란 도시에 도착했습니다.

도시에서 대학을 다녔습니다.

학교를 졸업하고, 직장을 다녔습니다.

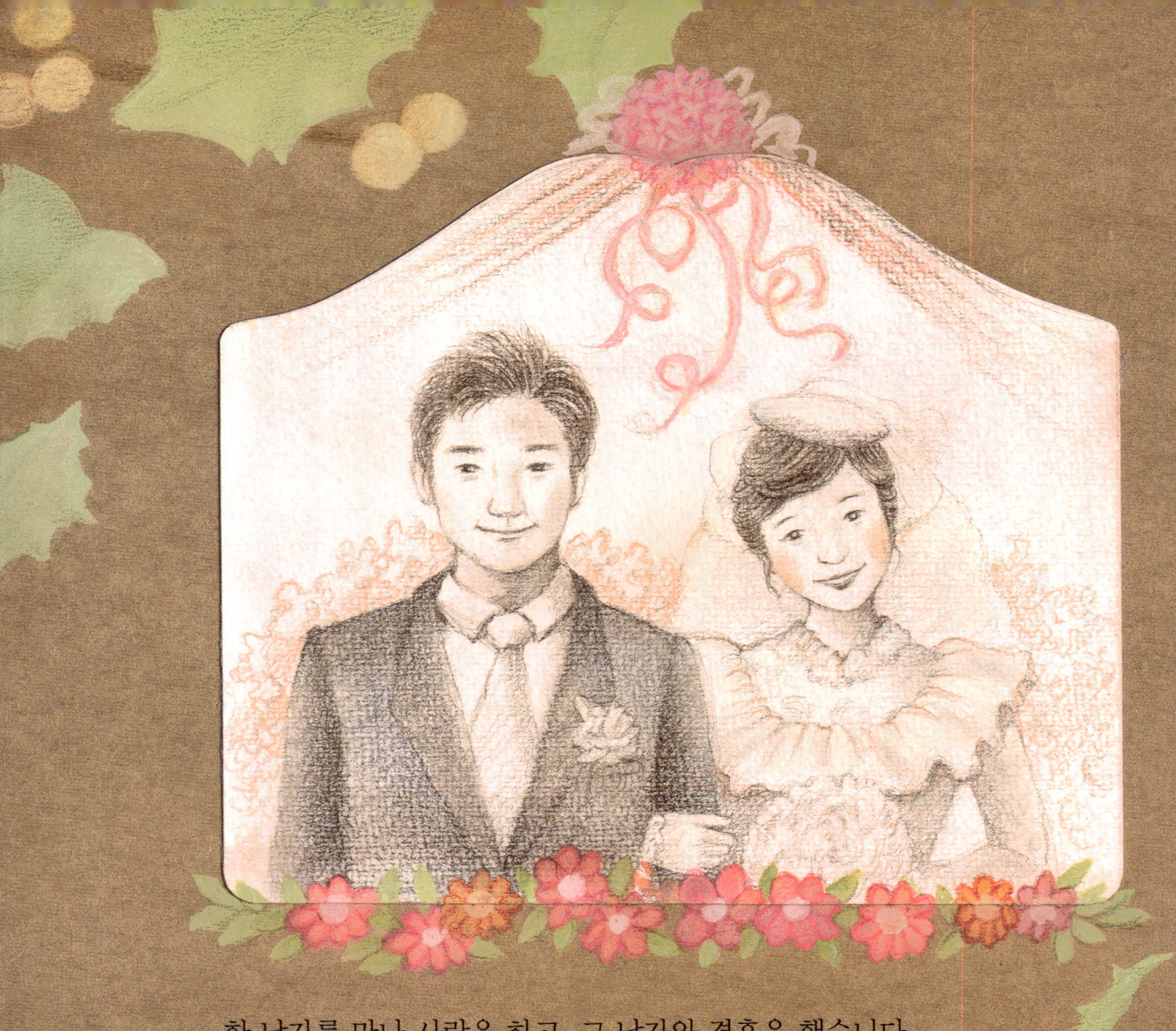

한 남자를 만나 사랑을 하고, 그 남자와 결혼을 했습니다.

그리고 아기가 생기기를 소망했습니다.

참 행복하다 그랬습니다.

그러다 문득 어릴 적 꿈이 떠올랐습니다.

여자아이는 온 세상을 두루 돌아다니는 모험가가 되고 싶었습니다.

'과연 그 꿈을 이룰 수 있을까? 온 세상을 두루 돌아다니기는커녕,

1박 2일 국내여행도 제대로 못하고 있는데……'

이제 커다랗게 부풀어 오른 배를 안고 창문 앞에 서 있습니다.

창밖에는 더 이상 높고 푸른 산들이 보이지 않습니다.

'지금 서 있는 이곳이 어릴 적

그토록 가보고 싶었던 산 너머 세상일까?'

엄마가 된 여자아이는 스스로에게 물어봅니다.

깊은 한숨이 절로 나옵니다. 하지만 꿈꾸기를 포기할 순 없습니다.

꿈을 이루는 건 꿈을 꾸는 자의 몫입니다.

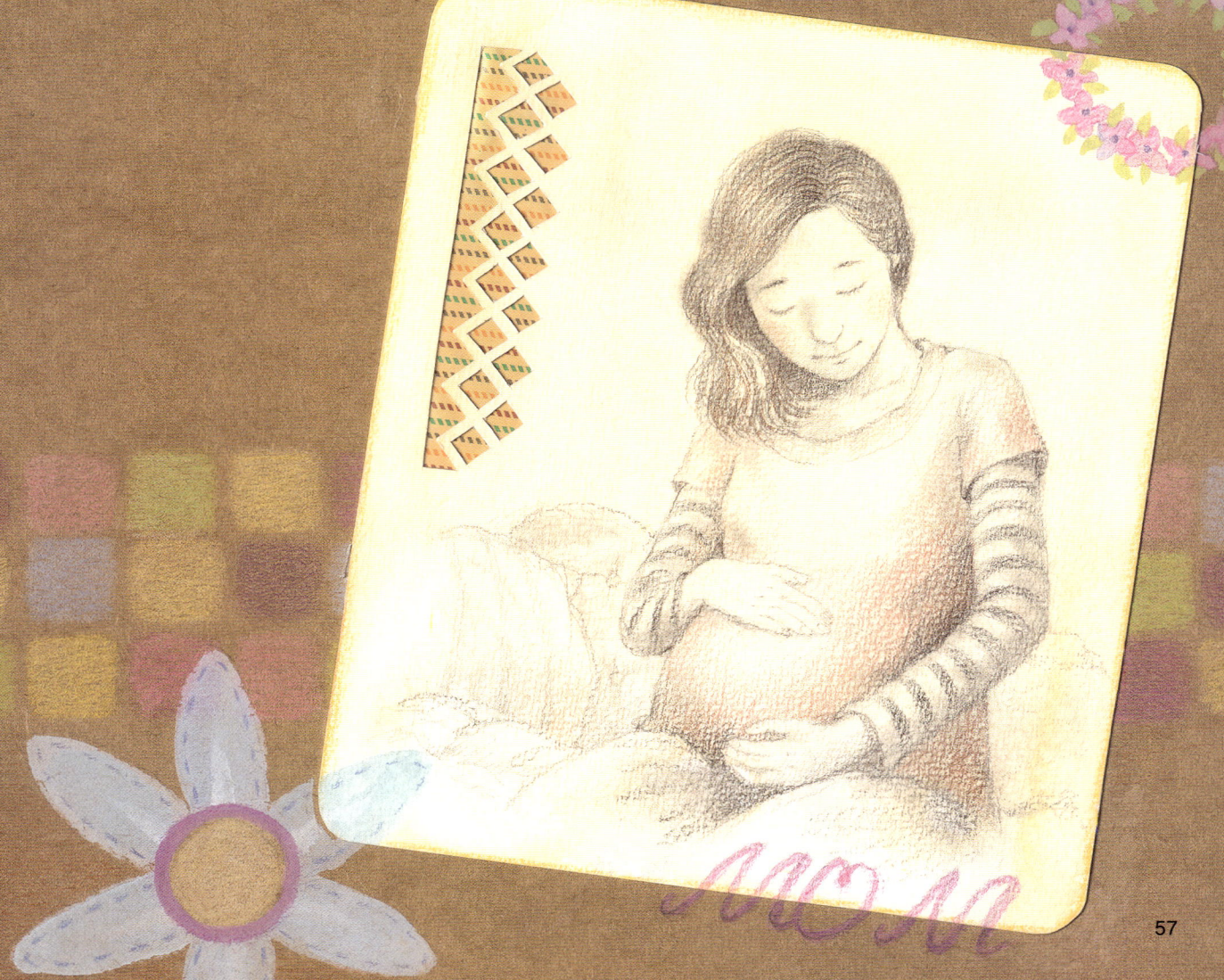

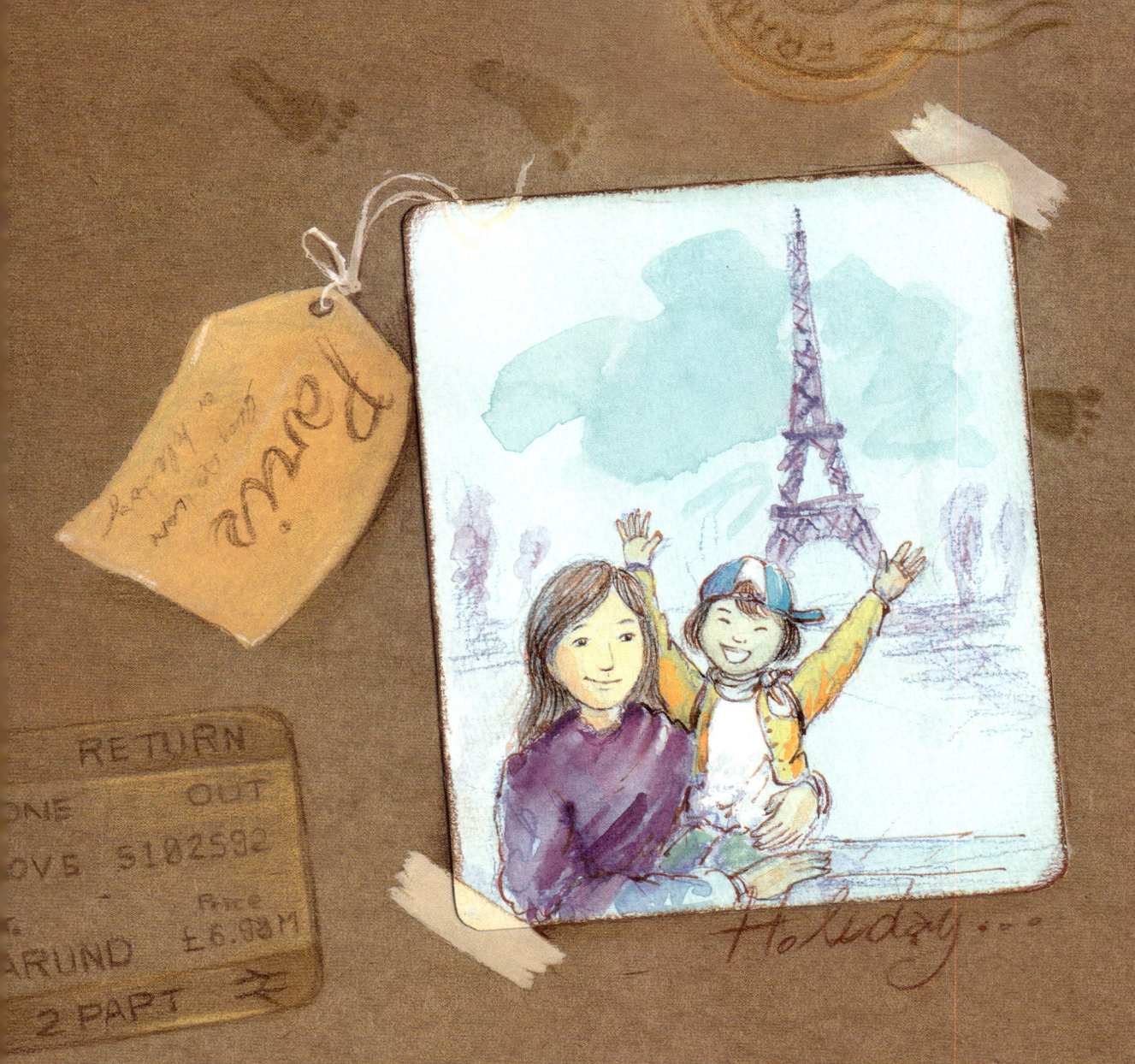

엄마는 뱃속아기를 떠올려 봅니다. 그리고 생각합니다.
어쩌면 이 아이로 인해 엄마의 꿈을 더 멋있게 이룰 수도 있을 거라고.
아이와 함께 넓은 세상을 돌아다니며,
아이와 함께했기에 배울 수 있었던 귀한 지혜로,
넓은 세상을 더 넓게 바라보는 겁니다.

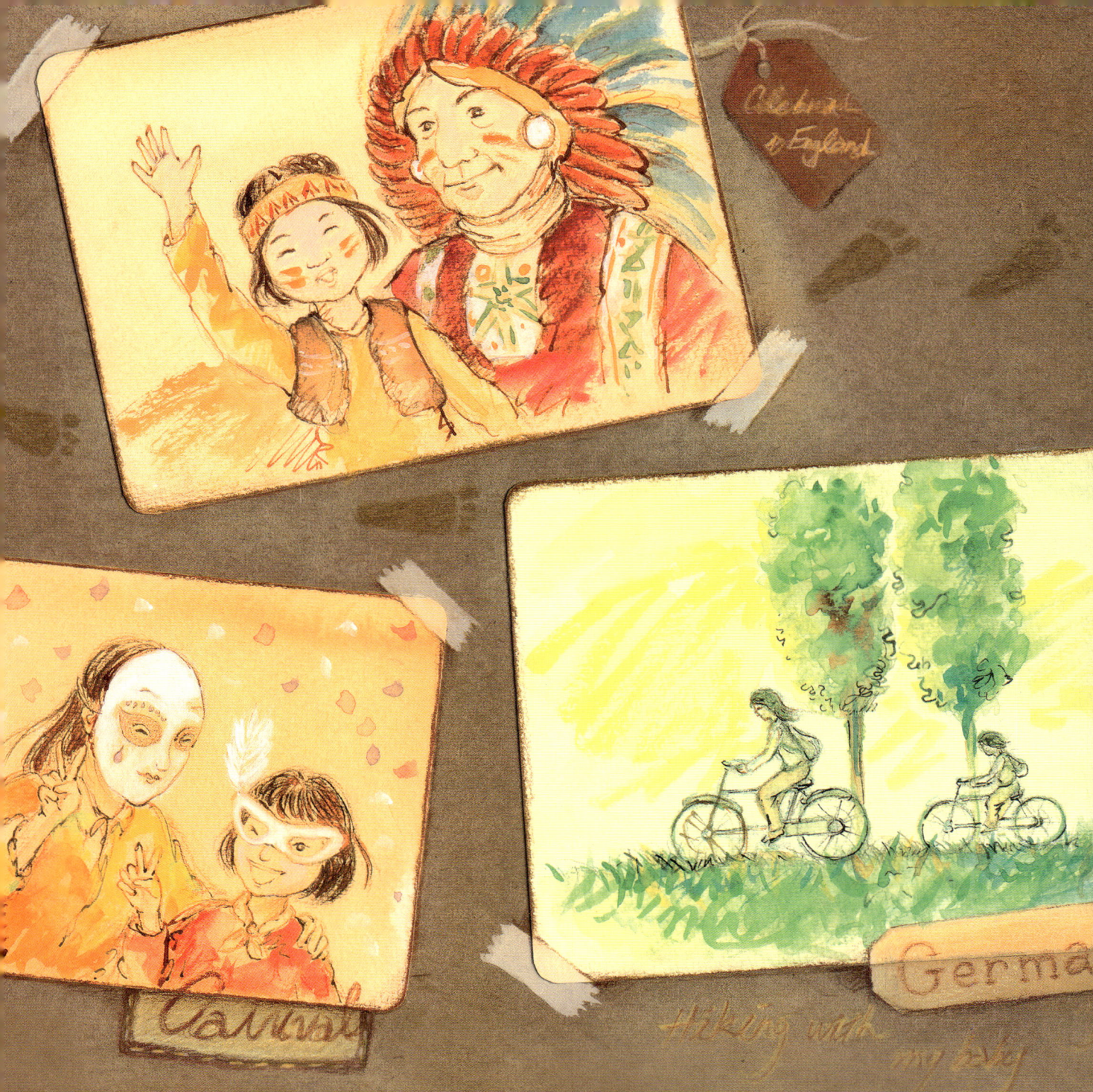

엄마는 아이와 함께 서로의 꿈을 더 멋지게 이룰 수 있도록
어깨를 두드려주며 그렇게 살고 싶습니다.

아기와 떠나는 상상여행

아가야, 엄마는 어디론가 떠나려고 해.
딱히 정해 놓은 곳은 없어.
하지만 꼭 하고 싶은 일은 있어.
그건 바로 너와 함께 새벽을 맞는 일이야.
자, 그럼 떠나볼까?

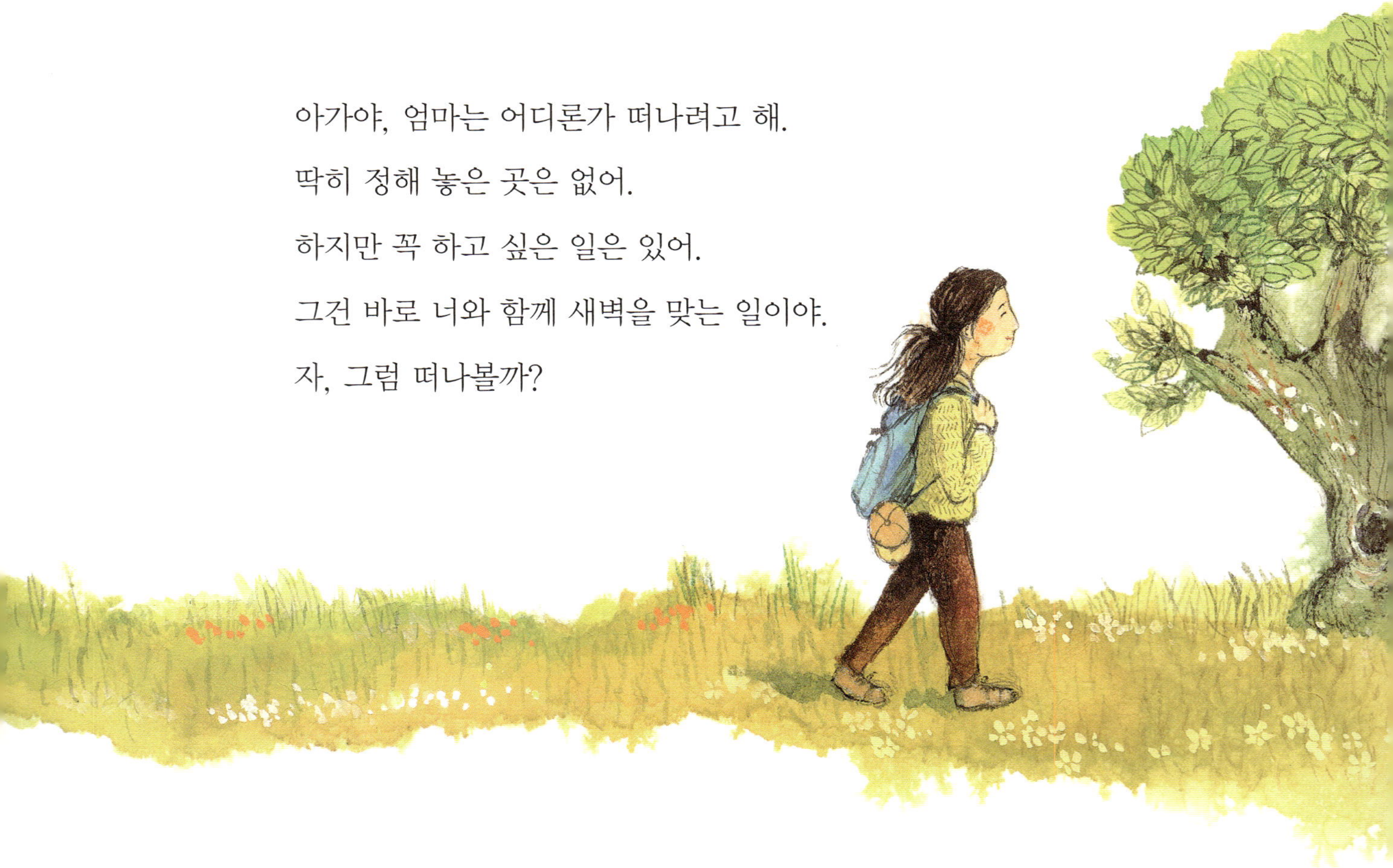

그냥 회색빛 도시를 빠져 나와 달리는 거야.

초록이 지천이 되면, 차를 세우고 걸어가보자.

아름드리나무들이 빽빽한 이 길, 왠지 낯설지가 않아.

흐음, 이 냄새.

정말 오랜만이야. 이렇게 진한 나무 냄새, 흙냄새 말이야.

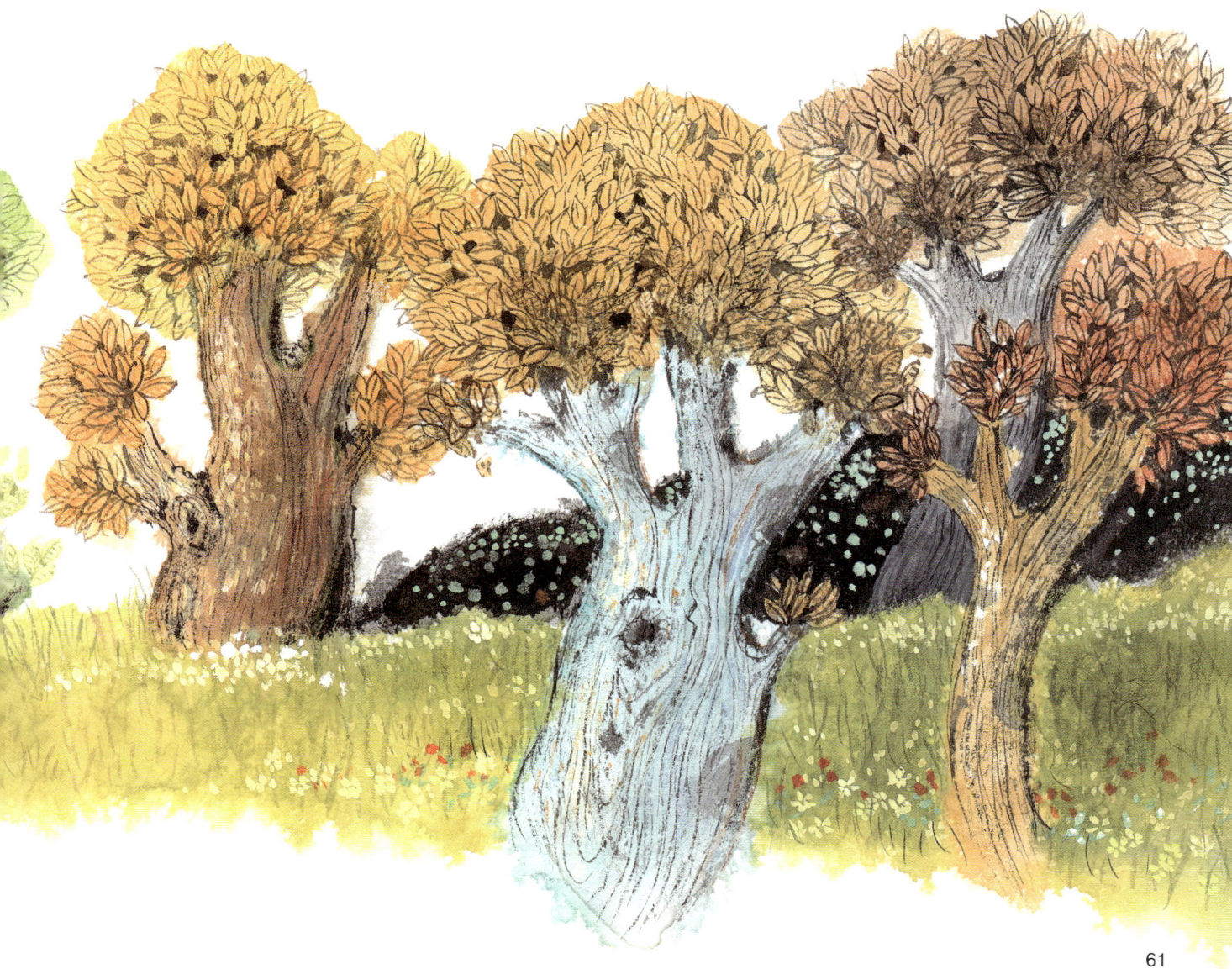

어머나, 세상에! 이 파랗고 동그랗고 예쁜 호수 좀 봐.

그래 바로 여기야. 너와 새벽을 맞을 곳!

호수가 찰랑이며 유혹하지만 오늘 호수 구경은 여기서 그만.

내일 새벽, 호수에게 좀더 감동하기 위해 지금은 아껴두자.

호숫가 근처를 어슬렁거리며 오늘 밤 잘 곳을 찾아볼까?

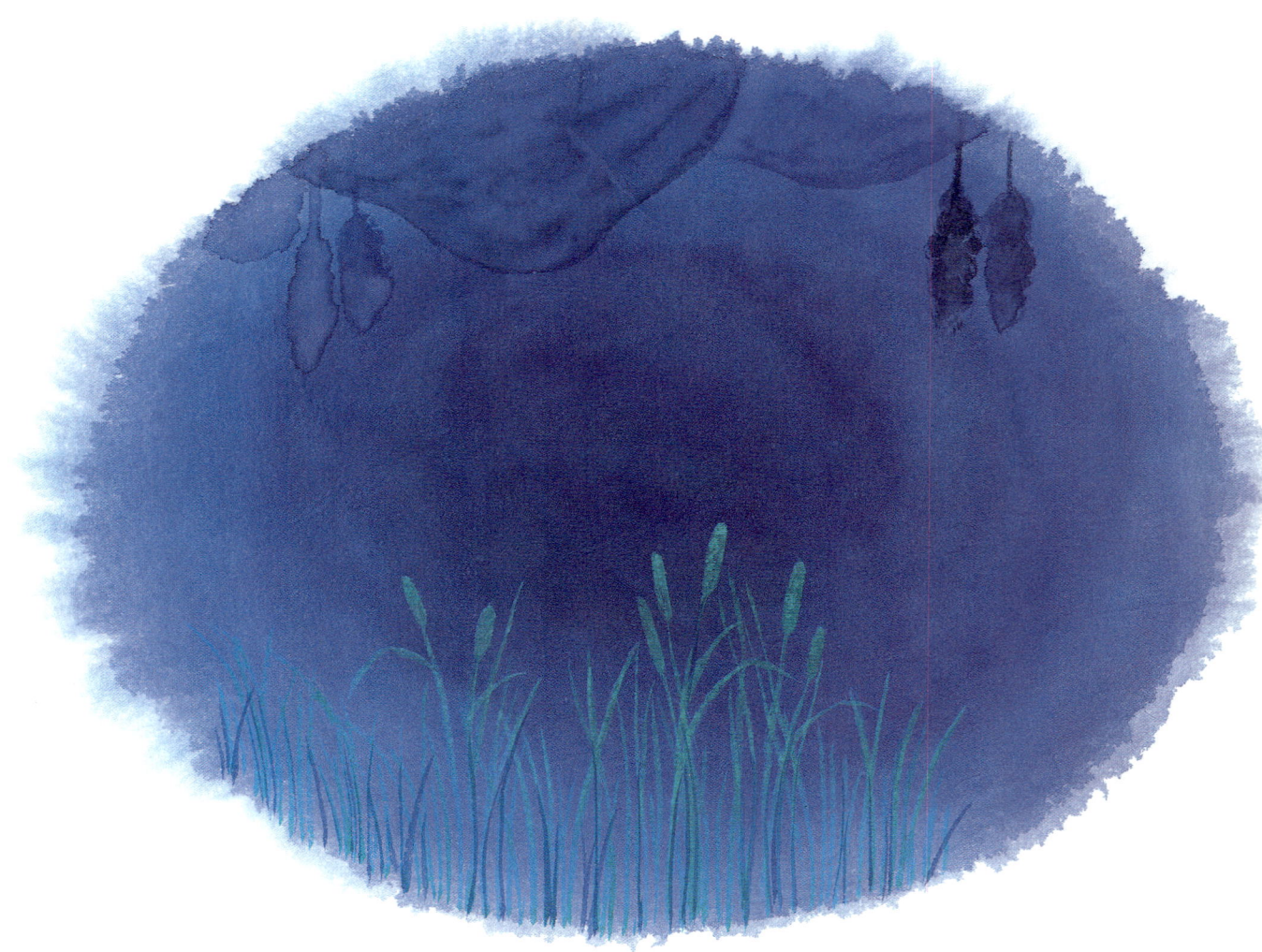

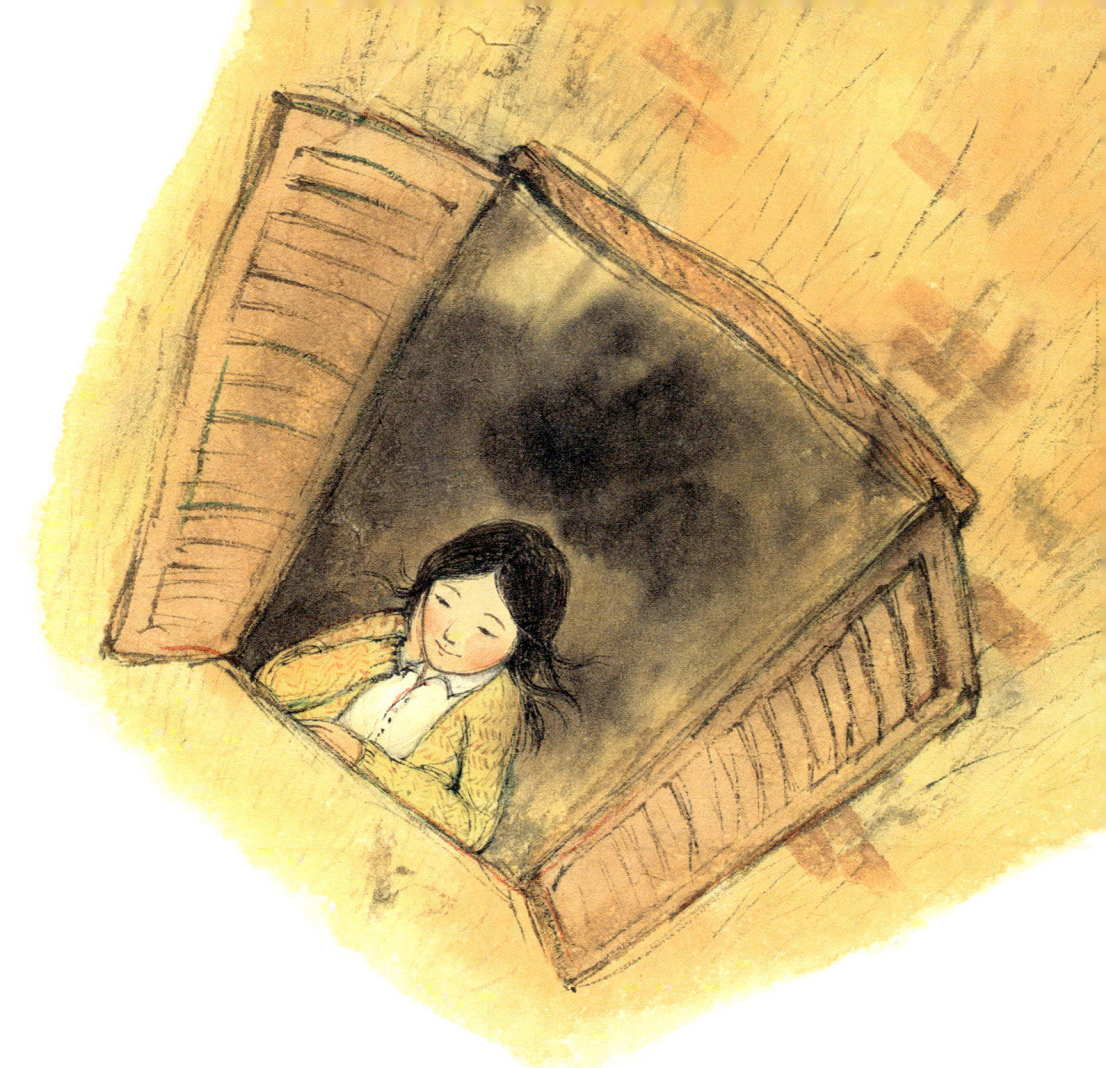

야, 호수가 한눈에 보이네.

말없이 서 있는 산봉우리도 믿음직스러워.

여기서 산과 호수의 맑은 기운을 마시며 다디단 잠을 자는 거야.

아직은 깜깜하지만 그거 알아?

새벽은 항상 생각보다 일찍 와 버린다는 거 말이야.

또 하나, 호숫가의 새벽은 생각보다 훨씬 싸늘하다는 거.

두툼하게 차려 입고 슬슬 나가볼까?

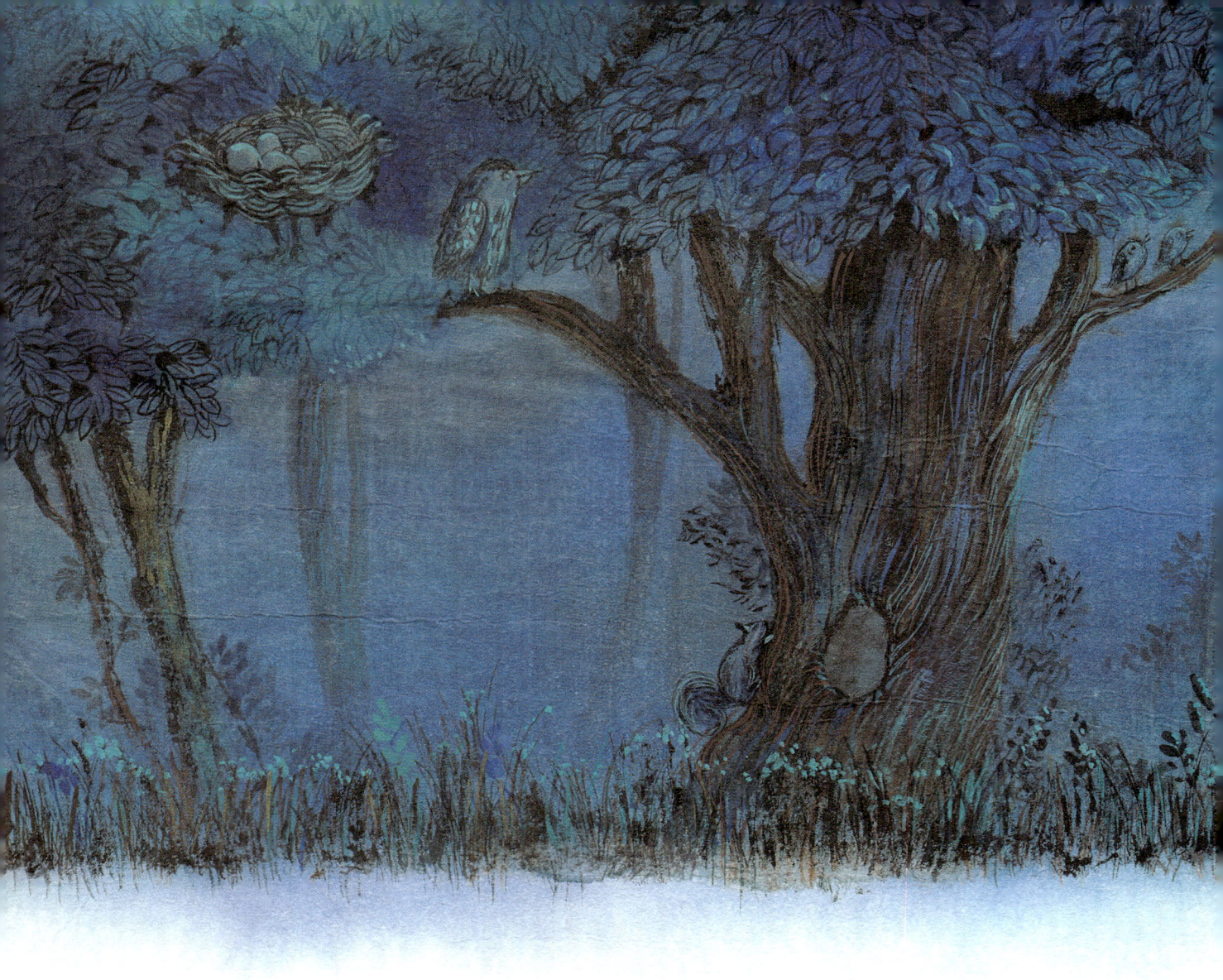

조용하고, 싸늘하고, 축축하네.

발밑에 젖은 풀잎들이 쓰러지는 소리가 들려.

너무 조용해 나도 모르게 발뒤꿈치를 들고 조용조용.

삐리삐리 삐리리~

높고 빠른 새소리가 새벽 하늘을 가르네.

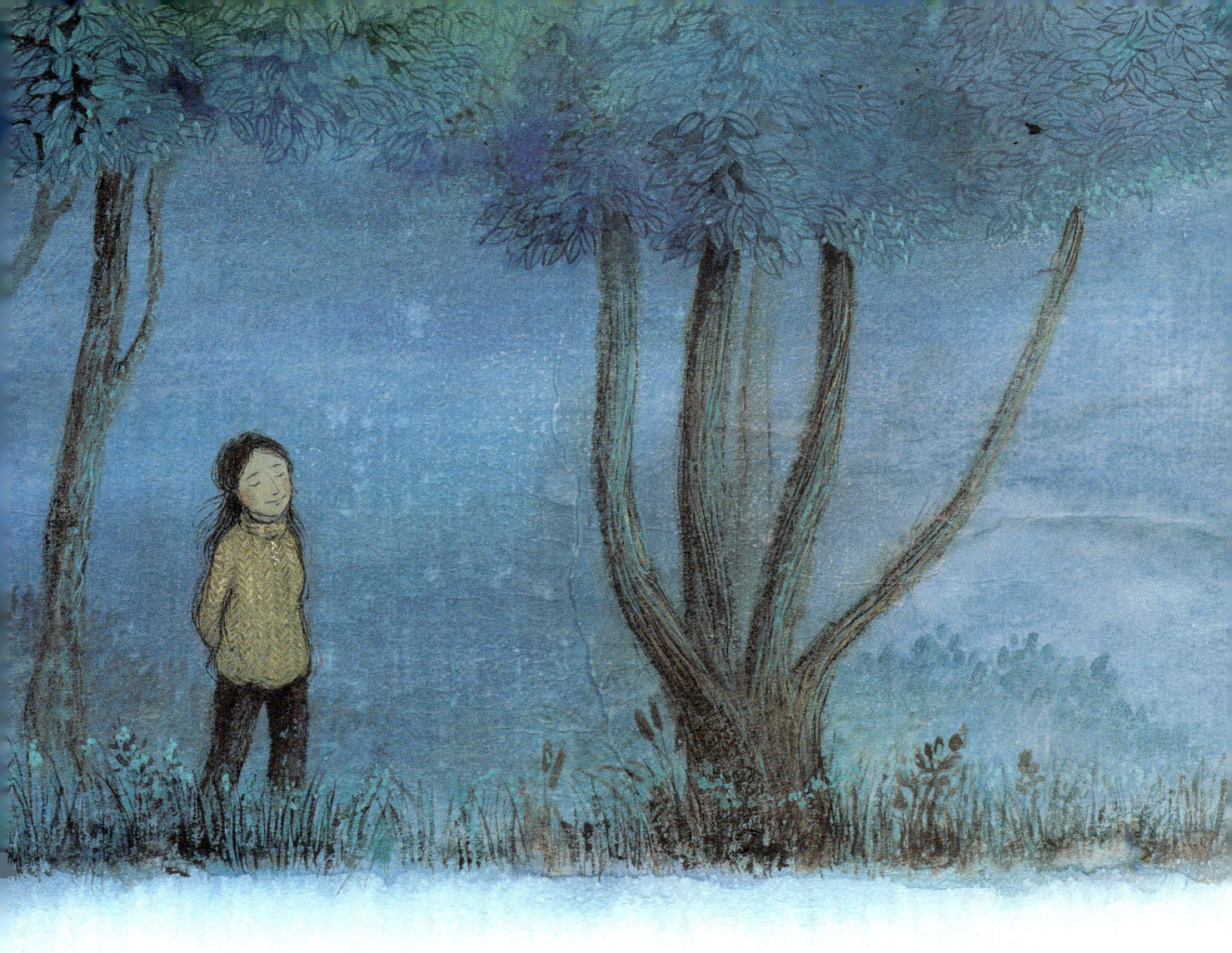

다른 새들도 따라 울고, 개구리가 울더니
갑자기 주변이 부산스러워져.
나무들도, 풀들도 부스스 일어나
새벽을 맞을 준비를 하는 것 같아.
먹빛 어둠이 점점 옅어져 가고 있어.

새벽은 어디서 오는 걸까?

먼 하늘만 보고 있었는데, 어느새 호수 위의 안개가 옅어지고 있어.

물안개들이 살랑살랑 흩어지더니 이젠 색깔들이 살아나.

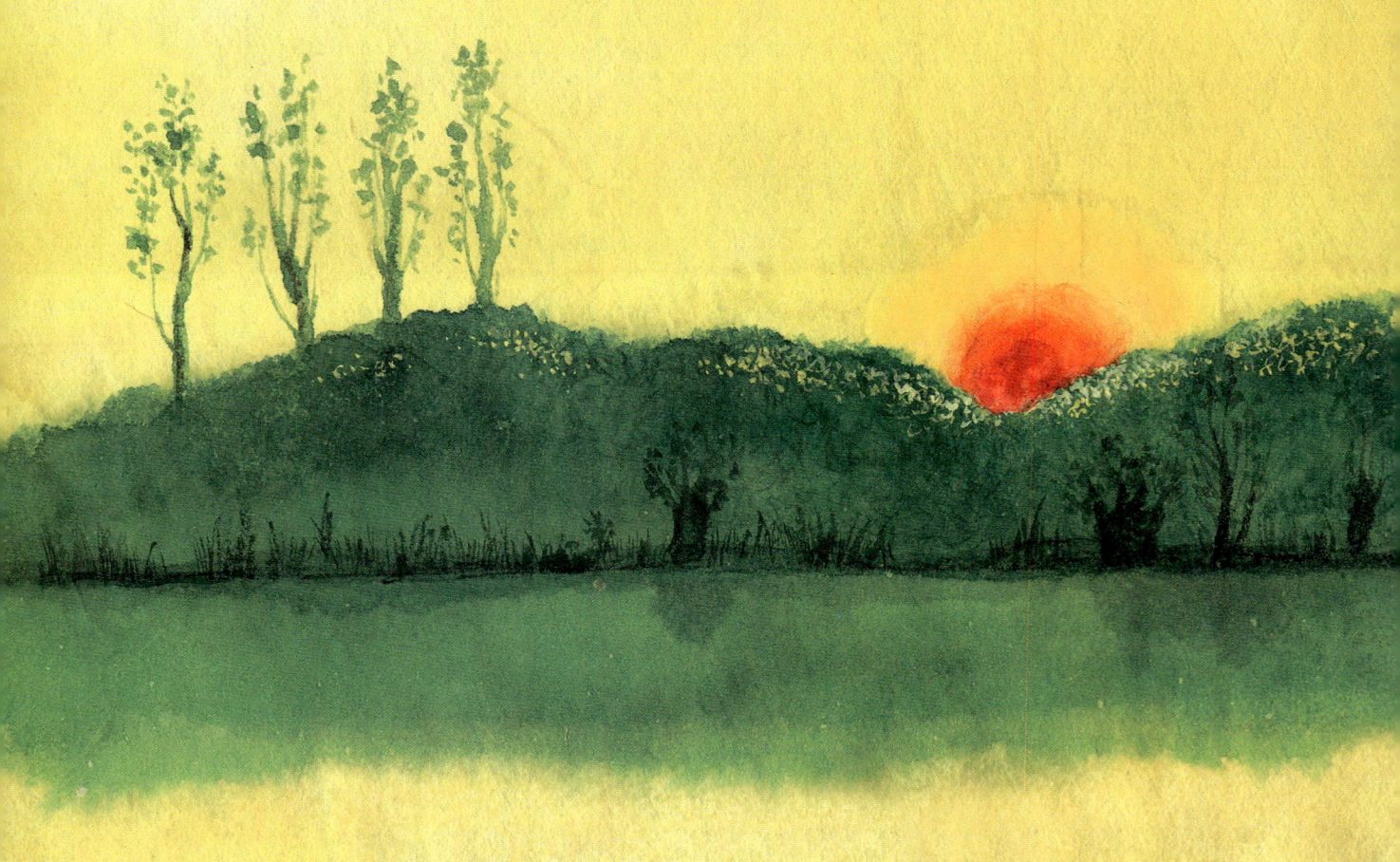

아, 한순간! 산과 호수가 초록이 되었어.
무채색의 세상이 환한 햇살 아래 아름다운 색깔로 빛나는 그 첫 순간!
아가, 이 눈부신 아침 햇살의 찬란함이 너도 느껴지니?

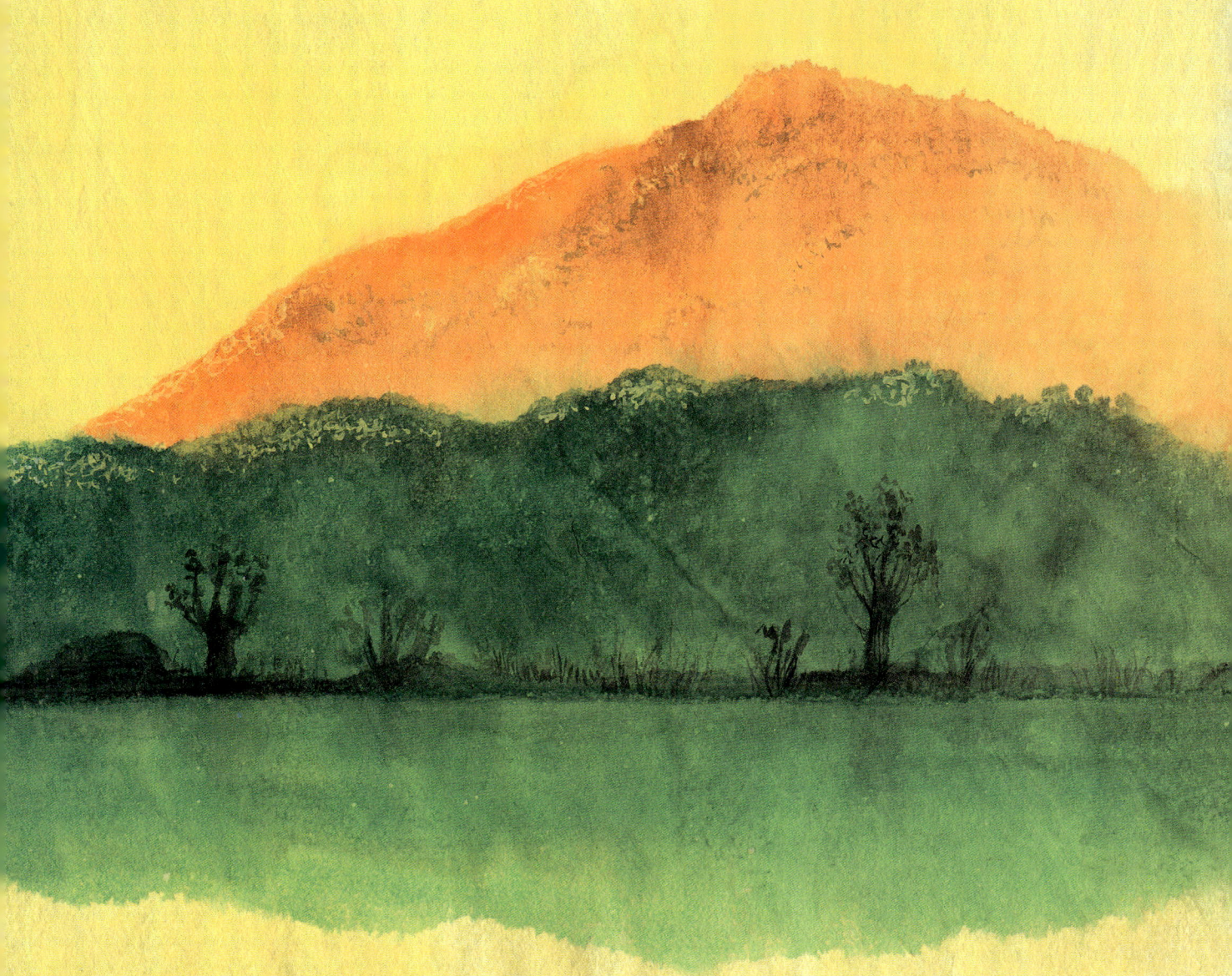

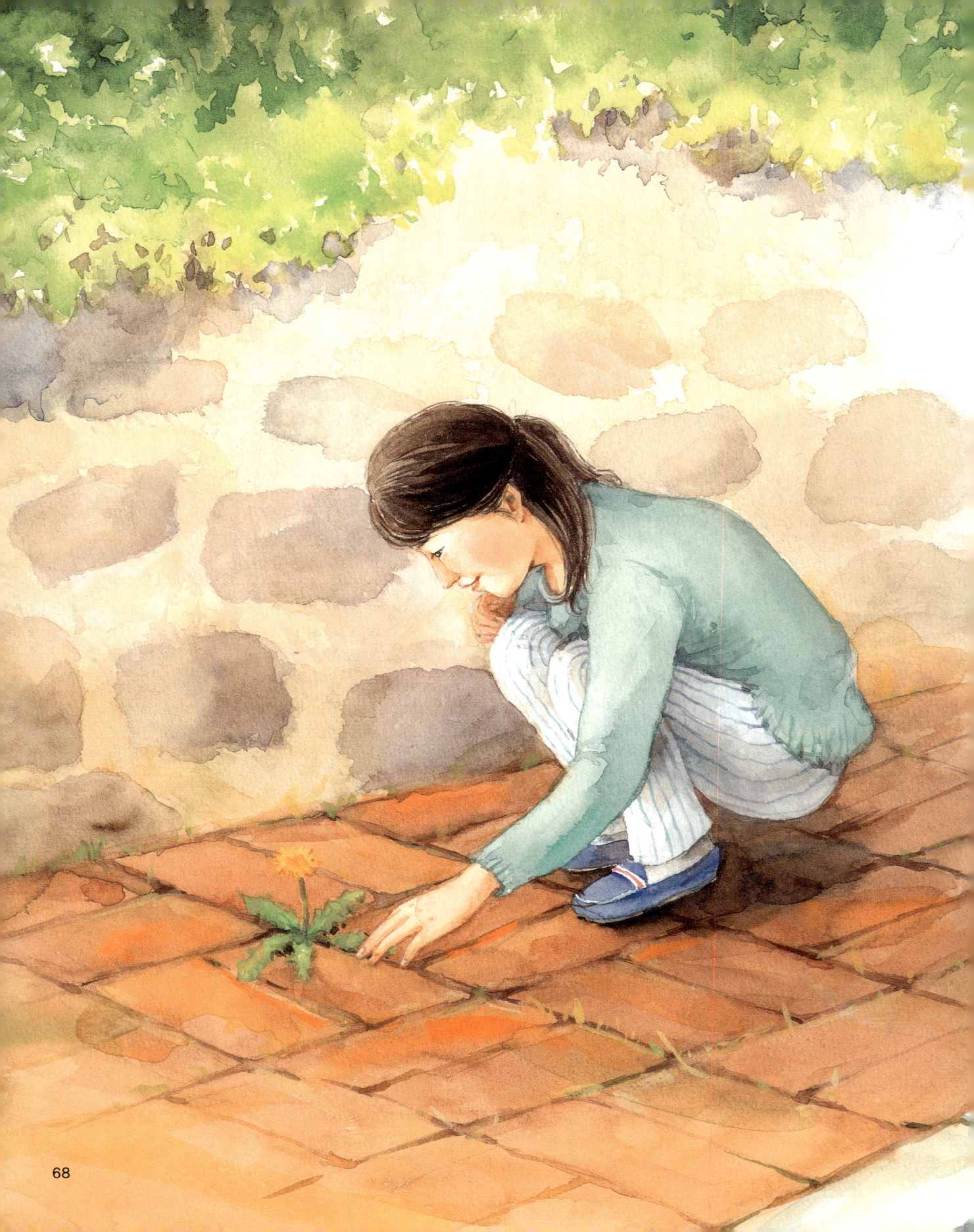

착한 목숨

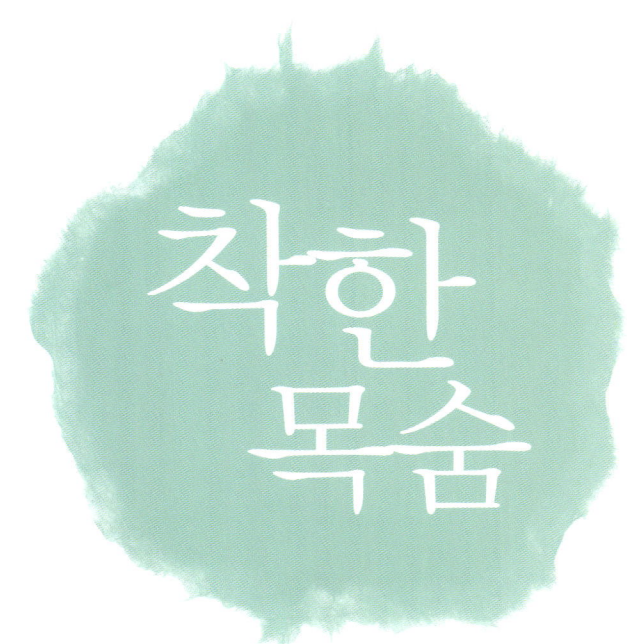

참 신기합니다.
엄마는 길을 가는 것도 잊고,
가만히 쪼그리고 앉았습니다.
보도블록 사이로 민들레 꽃 하나가
빠끔히 고개를 내밀고 있습니다.
"어떻게 이렇게 작은 틈새로 싹을 틔우고 꽃을 피웠을까?"
엄마는 가만가만 민들레에게 말을 건넵니다.

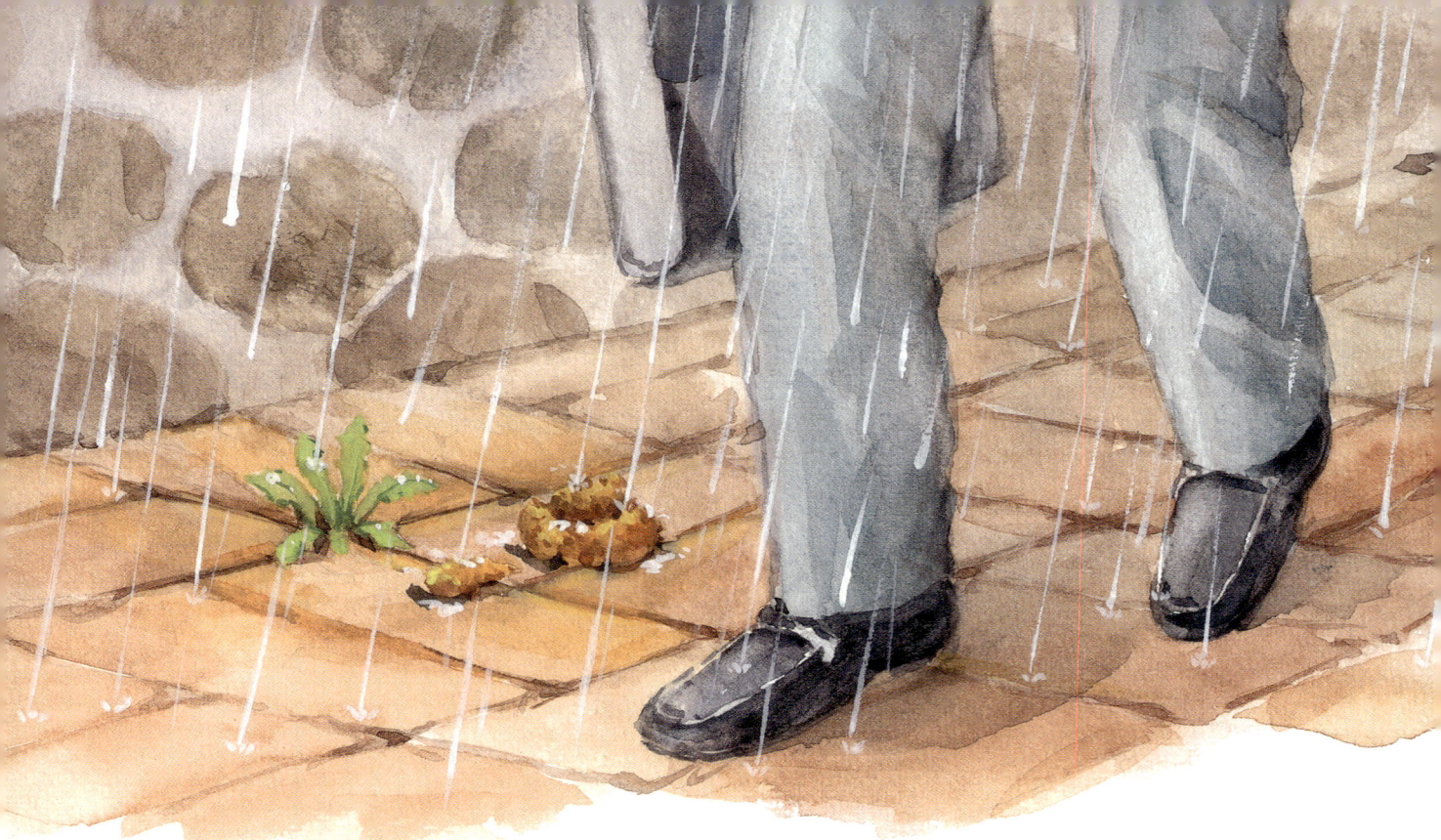

쉽진 않았을 겁니다.

처음에는 그냥 바람에 떠밀려 여기까지 왔겠지요.

여기서 어쩌면 고마운 강아지똥을 만났을지도 몰라요.

사람들이 더럽다고 똥을 피해가는 덕분에

누군가의 신발바닥에 묻혀 가지 않았을지도 모르죠.

비가 오고, 똥은 산산이 부서지고,

그 똥이 스며든 땅에서 영양분을 얻을 수 있었을 거예요.

"그래, 이 세상 어디에도 쓸모없는 목숨이란 없지.

세상 모든 목숨이 다 소중한 거야!"

엄마는 혼자 중얼거려 봅니다.

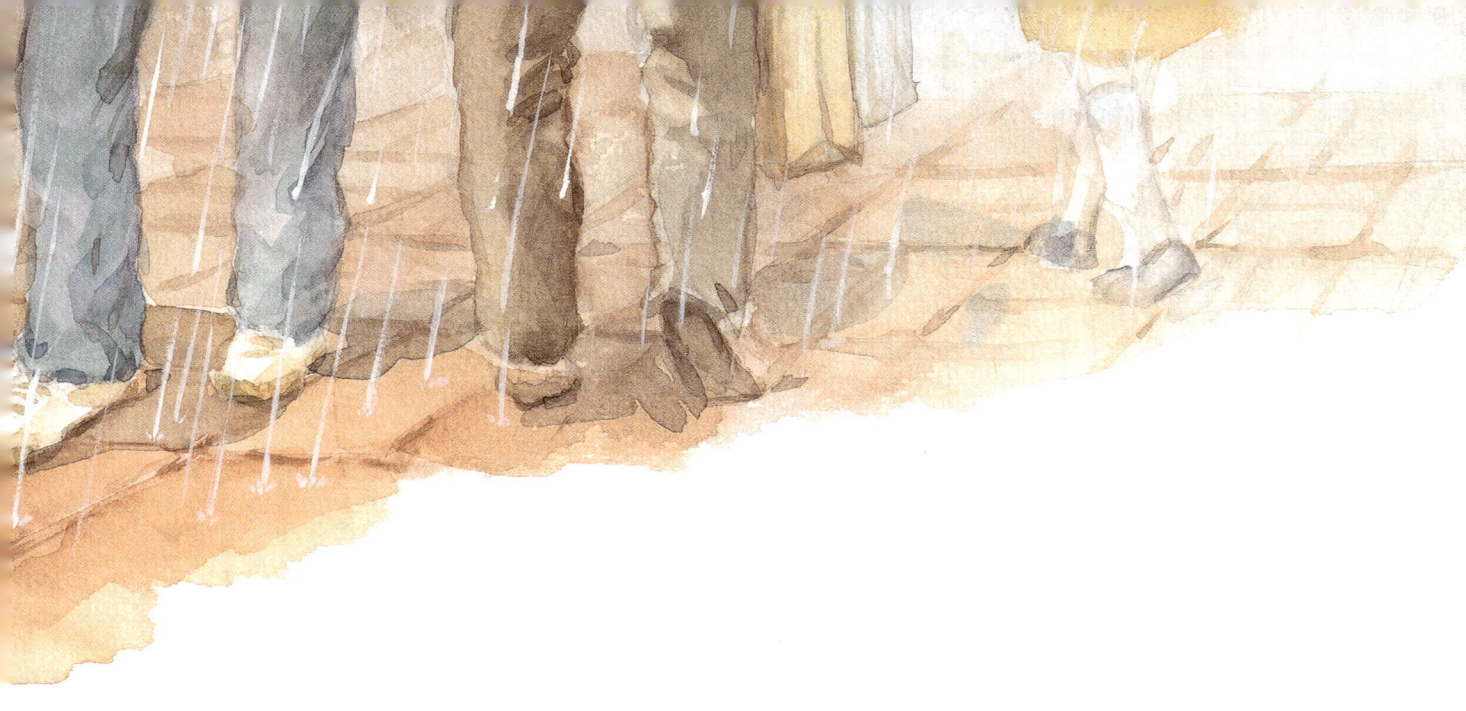

소중한 나의 목숨을
쓸모 있게 쓰고 싶다는 생각이 듭니다.
다른 사람, 다른 목숨들에 도움이 되는 일을 하면
좋을 것 같습니다.
"그런 일에는 어떤 게 있을까?"
그때 아이가 뱃속에서 꼼지락거립니다.
"맞아. 엄마가 지금 널 엄마 몸속에서 키우는 것,
그거야말로 소중하고 쓸모 있는 일이잖아."
그럼요, 다른 생명에 도움이 되는 걸 넘어
생명을 만들고 키워내는 일인데요!
엄마는 민들레 꽃이 고맙습니다.

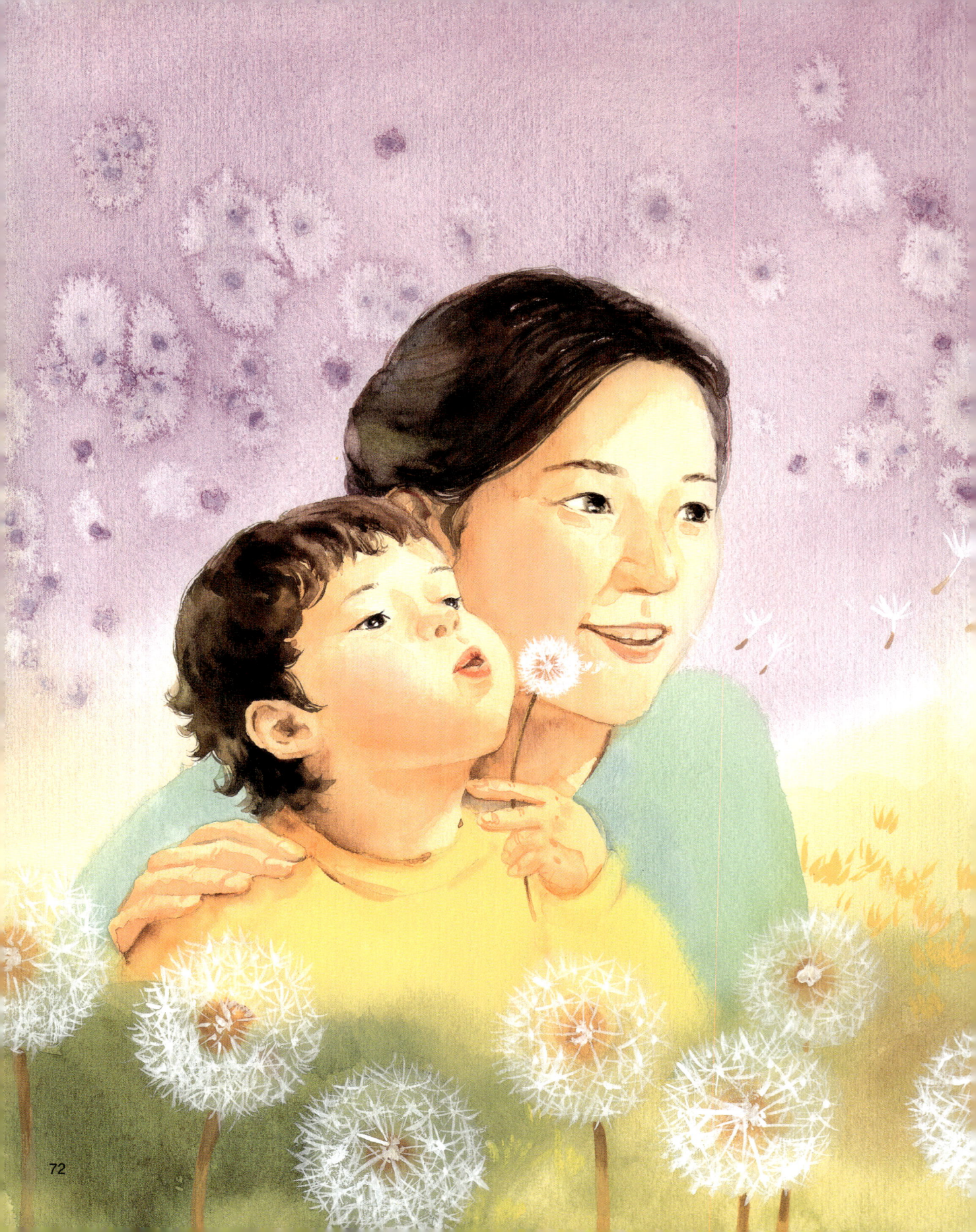

엄마는 뱃속의 아기도 참 고맙습니다.

"너야말로 엄마에게 한없는 기쁨을 주는 소중한 생명이야.

우리 이렇게 서로에게 착한 목숨으로 살자.

너로 인해 내가 살고, 나로 인해 네가 사는……."

아이를 낳아, 아이를 사랑으로 기르며,

그 사랑을 이 세상 다른 생명들과 나눌 수 있다면,

엄마는 정말 소중하고 착하고 쓸모 있는 존재가 될 것입니다.

집으로 돌아가는 엄마의 발걸음이 가볍습니다.

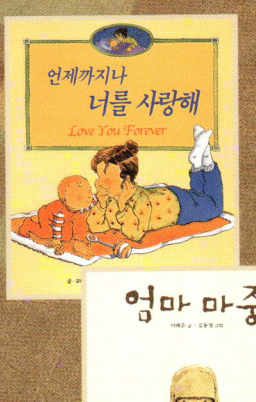

언제까지나 너를 사랑해
로버트 먼치 글 | 안토니 루이스 그림 | 김숙 옮김 | 북뱅크

이 세상 모든 부모의 마음을 담은 책입니다. 아직 아이를 갖지 않은 사람들도, 이제 막 아이를 가진 임신부도, 아이를 기르는 엄마 아빠들도 모두가 좋아하는 책입니다. 가끔씩 소리 내어 읽다보면 엄마 생각이 나서 나도 모르게 눈두덩이 뜨거워지는 그런 책입니다.

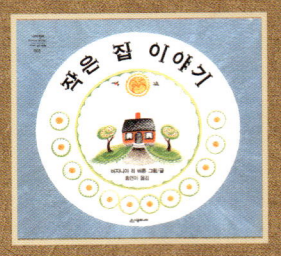

엄마 마중
이태준 글 | 김동성 그림 | 소년한길

어렸을 때 누구나 한번쯤 엄마를 목 빼고 기다려본 기억이 있을 겁니다. 가슴 졸이며 엄마를 기다리는 그 아이에게 엄마는 세상의 전부입니다. 이 책을 읽으면서 이제 자신을 세상의 모든 것이라고 받아들일 뱃속아기의 존재감을 되새기면 좋을 듯싶습니다.

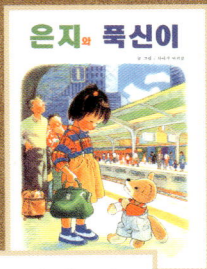

작은 집 이야기
버지니아 리 버튼 글·그림 | 홍연미 옮김 | 시공주니어

지나가면서 예쁜 집을 보면 저절로 이런 생각이 듭니다. 우리 아이와 저런 집에 살면 얼마나 좋을까! 널찍한 마당에 아름드리나무가 서 있고, 아이들의 웃음소리 가득한 아담한 이층집. 『작은 집 이야기』를 보면서 아이와 함께 살고 싶은 예쁜 집을 상상해보면 어떨까요?

은지와 푹신이
하야시 아키코 글·그림 | 한림출판사

사람들은 모두 서로 토닥여주고, 함께 시간을 보내고, 서로의 존재를 인정해주는 그런 친구가 필요합니다. 『은지와 푹신이』를 읽다보면 가장 소중한 친구의 얼굴이 저절로 떠오릅니다. 그리고 뱃속아기에게 인형 푹신이와 은지의 이야기를 통해 소중한 친구를 향한 아이들의 순수한 마음을 보여줄 수 있을 거예요.

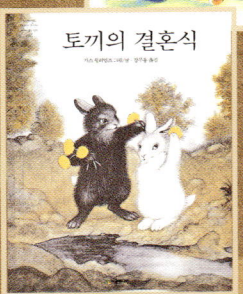

토끼의 결혼식
가스 윌리엄즈 글·그림 | 강무환 옮김 | 시공주니어

가만히 토끼의 눈동자를 들여다 보고 있으면 마음이 푸근해집니다. 흰 토끼와 검은 토끼, 둘이 만나 서로 사랑하고 결혼하는 모습을 보고 있으면 내 인생의 짝꿍이 생각납니다. 그 짝꿍과 처음 만났을 때, 결혼했을 때, 그리고 부모가 된 지금…… 이 그림책을 보면 그 짝꿍을 더욱 사랑해야 할 것 같은 마음이 절로 듭니다.

태교에 좋은 그림책 10

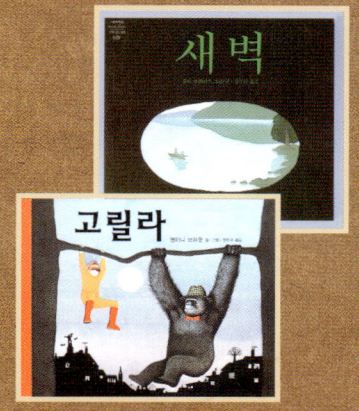

새벽

유리 슐레비츠 글·그림 | 강무홍 옮김 | 시공주니어

어둠이 깔려 있던 호숫가에 새벽이 찾아와 온 세상이 한순간에 밝아오는 그 첫 순간! 그림책을 한 장, 또 한 장 넘기면서 새벽의 싸한 기운을 상상하다 보면 언젠가 아이와 풋풋한 새벽을 함께 맞으리라는 결심을 자연스레 하게 되지요.

고릴라

앤터니 브라운 글·그림 | 장은수 옮김 | 비룡소

아빠들은 대부분 늘 바쁩니다. 아침 일찍 직장에 나가 늦은 시간에 돌아와 잠자는 아이의 모습만 볼 때가 많습니다. 이 책에는 아빠와 놀고 싶은 아이의 마음이 담겨 있습니다. 아이를 사랑하지만, 마음껏 놀아주지 못하는 걸 안타까워하는 아빠의 마음도 보입니다.

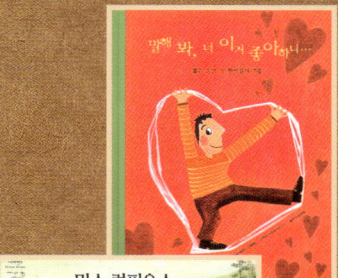

말해 봐, 너 이거 좋아하니…

제라르 그레베랑 글 | 마길리 바르도스 그림 | 유정애 옮김 | 현암사

일상의 순간들에서 작은 기쁨들을 얻고, 그 기쁨들 속에서 행복할 수 있다면 그 사람이야말로 마음이 부자인 사람일 거예요. 『말해 봐, 너 이거 좋아하니…』는 누구나 갖고 있는 혹은 잠깐 잊고 있었던 짧은 순간 한아름의 기쁨을 이 책을 보는 이들에게 선물합니다.

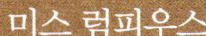

미스 럼피우스

바버러 쿠니 글·그림 | 우미경 옮김 | 시공주니어

꿈을 가지고 산다는 건 참 중요한 일입니다. 꿈꾸기를 포기한다면 꿈을 이루기를 포기하는 거겠죠. 자신의 꿈을 가지고 그 꿈을 이루기 위해 노력하는 부모의 모습, 그보다 더 값진 교육이 있을까요? 이 책은 나도 아이와 함께 꿈을 이루리라는 희망을 품게 해줍니다.

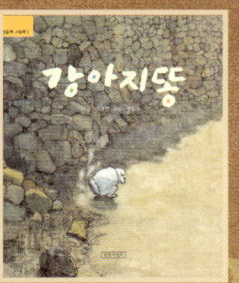

강아지똥

권정생 글 | 정승각 그림 | 길벗어린이

사람들이 저마다 세상 가장 낮은 곳에 있는 하찮은 존재들까지 모두 이루 말할 수 없이 소중하고 귀중한 존재라는 생각을 품고 산다면 얼마나 좋을까요? 엄마가 뱃속아기와 함께 『강아지똥』을 읽으면서 세상 모든 생명을 평등하게 품에 안을 수 있는 마음을 갖게 된다면 이보다 더 좋은 태교가 없을 것입니다.

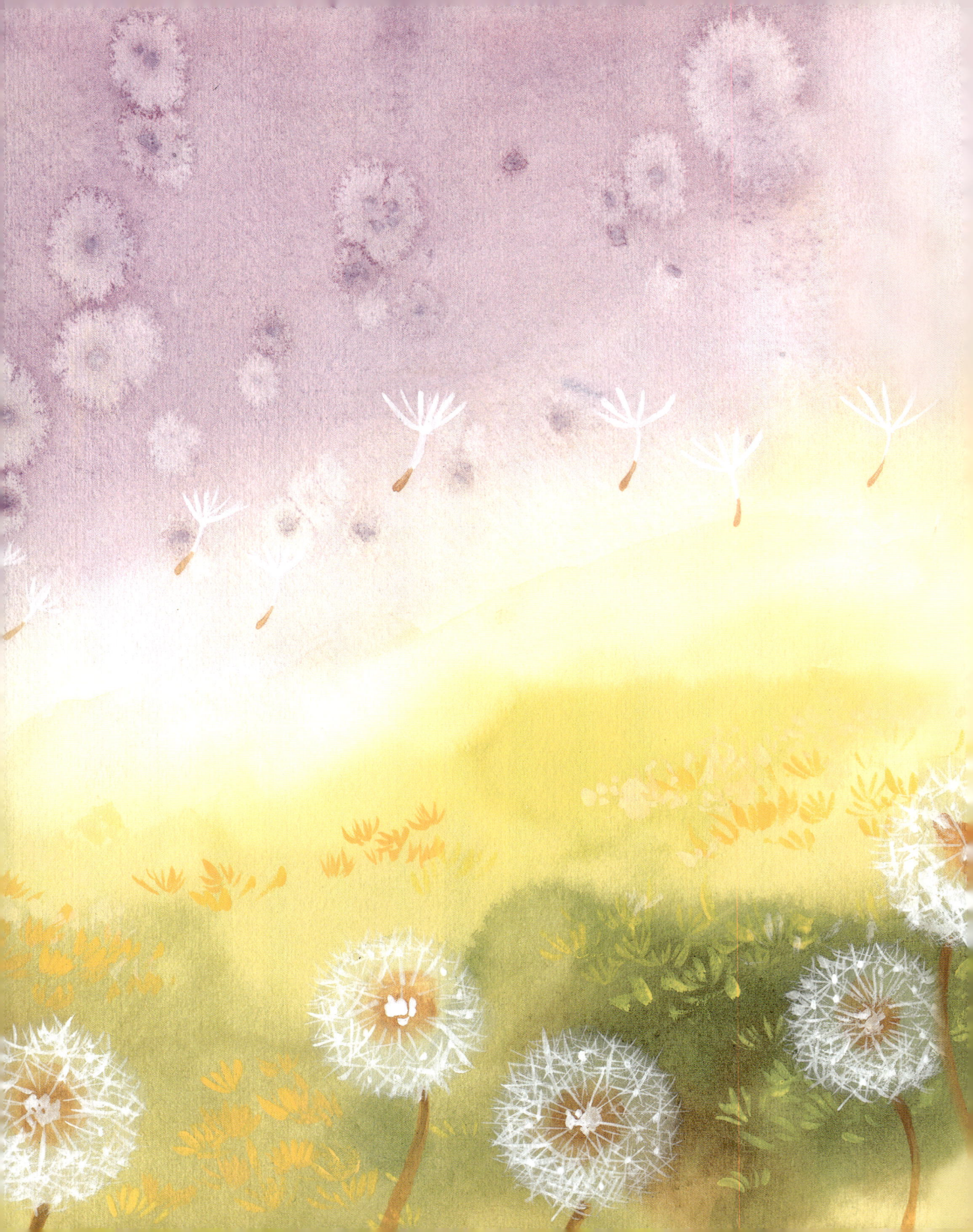